全国卫生职业院校学习笔记系列丛书

儿科护理学学习笔记

主　编　朱鹏云

副主编　刘晓殊　王　倩

编　者　（按姓氏汉语拼音排序）

郭建明（江西省儿童医院）

刘晓殊（江西省儿童医院）

王　倩（江西卫生职业学院）

王亚宁（江西科技学院）

余　峰（江西省鄱阳市卫生学校）

余传松（江西卫生职业学院）

朱鹏云（江西卫生职业学院）

科学出版社

北　京

内 容 简 介

本教材是全国卫生类中高职护理专业主干课程儿科护理学的配套教辅教材。全教材内容包括绪论、生长发育、小儿营养与喂养、儿童保健与疾病预防、住院患儿的护理、儿科常用护理技术、新生儿及患病新生儿的护理、营养性疾病患儿的护理、消化系统疾病患儿的护理、呼吸系统疾病患儿的护理、循环系统疾病患儿的护理、造血系统疾病患儿的护理、泌尿系统疾病患儿的护理、神经系统疾病患儿的护理、传染病患儿的护理、急症患儿的护理、结缔组织疾病患儿的护理共十七章。本教材每章设计了三个编写模块："学习内容提炼，涵盖重点考点""模拟试题测试，提升应试能力""参考答案"。

图书在版编目 (CIP) 数据

儿科护理学学习笔记 / 朱鹏云主编 . —北京：科学出版社，2016.3

（全国卫生职业院校学习笔记系列丛书）

ISBN 978-7-03-047948-8

Ⅰ. 儿… Ⅱ. 朱… Ⅲ. 儿科学 - 护理学 - 高等职业教育 - 教学参考资料　Ⅳ. R471.72

中国版本图书馆 CIP 数据核字 (2016) 第 060607 号

责任编辑：张立丽 / 责任校对：彭　涛
责任印制：赵　博 / 封面设计：金舵手世纪

科 学 出 版 社 出版

北京东黄城根北街 16 号

邮政编码：100717

http://www.sciencep.com

新科印刷有限公司 印刷

科学出版社发行　各地新华书店经销

*

2016 年 4 月第 一 版　　开本：787×1092　1/16
2016 年 4 月第一次印刷　　印张：11 1/2
字数：273 000

定价：**31.50 元**

（如有印装质量问题，我社负责调换）

前　言

　　本书是全国卫生类中高职护理专业主干课程儿科护理学的配套教辅教材。在编写过程中，本书紧密围绕最新版教学计划和教学大纲、全国护士执业资格考试大纲要求，将教材的相关知识点进行归纳、总结、提炼，附有近四年来全国护士执业资格考试与儿科护理学相关的测试题目及参考答案。各章内容分为三部分：第一部分为"学习内容提炼，涵盖重点考点"，对每一章教材内容中的重点、考点进行简明扼要的阐述，重点用"★"标识，以利于学生全面、系统、重点突出地掌握儿科护理的基本知识和技能；第二部分为"模拟试题测试，提升应试能力"，设置了选择题、名词解释、填空题、简答题、病例分析题等，其中选择题题型、内容均和近四年来全国护士执业考试大纲同步；第三部分为"参考答案"，附有全部同步测试题目的参考答案，方便学生检测自己的学习效果。

　　在编写过程中，我们参阅了部分国内最新出版的《儿科学》《儿科护理学》《儿科护理》等相关教材及全国护士执业资格考试指导相关丛书，同时得到了各编者学校和科学出版社的大力支持，在此表示衷心感谢。

　　由于时间紧迫，编者水平有限，书中错误与不足在所难免，恳请各学校师生批评、指正。

编　者

2016 年 3 月

目　录

第一章

绪 论

学习内容提炼，涵盖重点考点

一、儿科护理的范围和特点

1. 儿科护理的研究对象

研究对象：自胎儿期至青春期的小儿；儿科的就诊年龄范围：从出生至14岁。

2. 儿科护理的研究范围

儿科护理的内容范围：一切涉及小儿时期的健康和卫生问题。由单纯的疾病护理发展为以"小儿及其家庭为中心"的身心整体护理；由单纯的患儿护理扩展为包括所有小儿的生长发育、疾病预防与护理及促进小儿身心健康的研究；由单纯的医疗保健机构承担其任务逐渐发展为全社会都来承担小儿的预防、保健和护理工作。

3. 儿科护理的特点

（1）解剖特点：新生儿头身比例为 1：4；3 岁以下正常小儿可在右侧肋缘下触及肝脏 1～2cm；婴儿胃呈水平位；2 岁以下婴幼儿心脏呈横位。

（2）生理特点：年龄越小，呼吸、心率越快，血压越低；年龄越小生长越快，代谢越旺盛，所需营养物质及能量相对较成人多，但消化功能不成熟，易发生营养缺乏和消化紊乱。

（3）免疫特点：新生儿可通过胎盘从母体获得抗体 IgG，故生后 6 个月内患麻疹等传染病的机会较少，6个月后逐渐消失，自行合成 IgG 的能力一般到 6～7 岁才达成人水平；新生儿期 IgM 浓度低，易患革兰阴性细菌感染；婴幼儿期分泌型 IgA（SIgA）缺乏，易患呼吸道及消化道感染。

（4）病理特点：肺炎链球菌所致的肺部感染，婴幼儿多表现为支气管肺炎（小叶性肺炎）；婴幼儿维生素 D 缺乏时易引起佝偻病。

二、小儿年龄分期及各期特点

胎儿期是指从受精卵形成至胎儿娩出，孕早期（12 周）受不利因素影响可致小儿先天畸形；新生儿期是指生后脐带结扎至满 28d，是发病率和死亡率最高的时期；妊娠 28w 至生后 1 周称围生期或围产期；婴儿期是指出生至 1 周岁，是生长发育最迅速的时期，为第一个生长高峰；幼儿期指 1～3 周岁，最易发生意外伤害和中毒；学龄前期开始易患免疫性疾病，患急性肾炎、风湿热的机会增多；学龄期除生殖系统外，其他系统发育已接近成人；青春期生殖系统发育加速并逐渐成熟，为第二个生长高峰。

三、儿科护士的角色与素质要求

儿科护士具备多重角色：护理活动执行者、护理计划者、健康教育者、健康协调者、健康咨询者、患儿代言人、患儿知心者、护理研究者；儿科护士的素质要求包括思想道德、科学文化、专业技能及身体心理素质。

模拟试题测试，提升应试能力

一、选择题

（一）以下每一道考题下面有 A. B. C. D. E 五个备选答案，请从中选择一个最佳答案。（A1 /A2 型题）

1. 幼儿期是指（   ）

A. 从出生～1 岁　　　　B. 从出生～3 岁　　　　C.1 岁～3 岁

D.3 岁～5 岁　　　　E.4 岁～7 岁

2. 青春期女孩的第二性征表现不包括（   ）

A. 智齿萌出　　　　B. 月经初潮　　　　C. 出现阴毛

D. 脂肪丰满　　　　　　E. 骨盆变宽

3. 婴儿对某些传染病有一定抵抗力，主要是通过胎盘从母体获得（　　　）

A. IgA　　　　　　　　B. sIgA　　　　　　　C. IgE

D. IgG　　　　　　　　E. IgM

4. 新生儿期是指生后脐带结扎开始至（　　　）

A. 满 10d　　　　　　　B. 满 14d　　　　　　C. 满 28d

D. 满 29d　　　　　　　E. 满 1 个月

5. 我国采用围生期的规定是指（　　　）

A. 从妊娠满 28 周至产后 1 周　　　　　B. 从妊娠满 28 周至产后 4 周

C. 从妊娠满 20 周至产后 1 周　　　　　D. 从妊娠满 20 周至产后 4 周

E. 从胚胎形成至产后 4 周

6. 婴幼儿易患呼吸道及胃肠道感染是因为缺乏（　　　）

A. 免疫因子　　　　　　B. IgG　　　　　　　C. sIgA

D. 补体　　　　　　　　E. IgM

7. 在小儿年龄分期中，青春期是指（　　　）

A. 从出生到满 28d 内

B. 从出生到满 3 周岁

C. 1 周岁后到满 3 周岁之前

D. 3 周岁后到满 6 周岁之前

E. 女孩从 11～12 岁开始至 17～18 岁，男孩从 13～14 岁开始至
18～20 岁

8. 小儿生长发育最迅速的时期是（　　　）

A. 新生儿期　　　　　　B. 婴儿期　　　　　　C. 幼儿期

D. 学龄前期　　　　　　E. 学龄期

9. 小儿的自我概念开始形成的时期是（　　　）

A. 婴儿期　　　　　　　B. 幼儿期　　　　　　C. 学龄前期

D. 学龄期　　　　　　　E. 青春期

10. 小儿时期发病率和死亡率最高的时期是（　　　）

A. 新生儿期　　　　　　B. 婴儿期　　　　　　C. 幼儿期

D. 学龄前期　　　　　　E. 学龄期

二、名词解释

1. 儿科护理学

2. 围生期

3. 婴儿期

三、填空题

1. 小儿年龄分为_____、_____、_____、_____、_____、_____、_____七期。

2. 儿科护士需_____、_____、_____、_____等素质。

四、简答题和问答题

1. 简述儿科护士在工作中应担任的角色。

2. 常见的青春期的心理问题有哪些?

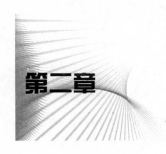

第二章

生 长 发 育

学习内容提炼，涵盖重点考点

一、生长发育的规律及影响因素

1. 生长发育的规律

（1）连续性与阶段性：婴儿期和青春期是小儿的两个生长高峰时期，以生后 6 个月内生长最快，尤其是前 3 个月。

（2）不平衡性：神经系统发育较早，生殖系统发育较晚，淋巴系统先快后回缩。

（3）顺序性：遵循由上到下、由近到远、由粗到细、由简单到复杂、由低级到高级的规律。

（4）个体差异性。

2. 影响生长发育的因素

包括遗传、性别、营养、生活环境、疾病、孕母情况等。其中，遗传和环境是影响小儿生长发育的两个最基本因素。

二、体格发育

1. 体格生长常用指标及其意义

（1）体重：是反映小儿体格生长和营养状况的主要指标，也是临床计算药量、输液量及喂奶量的依据。各年龄段体重正常值为：出生时 3kg、1 岁

9kg、2 岁 12kg；估算公式：①1～6 个月：体重（kg）= 出生体重 + 月龄 × 0.7；②7～12 个月：体重（kg）=6+ 月龄 × 0.25；③2～12 岁：体重（kg）= 年龄 × 2+8。正常范围：公式计算数值的 ±10%。

（2）身长（高）：是反映骨骼发育的主要指标。各年龄段身长（高）正常值为：出生时 50cm、1 岁 75cm、2 岁 85cm；2～12 岁估算公式：身长（高）（cm）= 年龄 × 7+70；正常范围：公式计算数值的 ±30%；新生儿上、下部量比例为 60% : 40%，中点在脐上，2 岁时中点在脐以下，6 岁时中点在脐与耻骨联合上缘之间，12 岁时上、下部量相等，中点在耻骨联合上缘。

（3）头围：出生时 34cm，1 岁时 46cm，2 岁时 48cm，5 岁时 50cm，15 岁时接近成人为 54～58cm。头围测量在 2 岁以内最有价值，过小常提示脑发育不良，增长过快常提示脑积水。

（4）胸围：出生时 32cm；1 岁时：头围≈胸围≈46cm；1 岁～青春前期：胸围≈头围 +（岁数 -1）。

2. 颅骨和牙齿的发育

（1）前囟：前囟为顶骨和额骨边缘交界处形成的菱形间隙，出生时约为 1.5～2.0cm（对边中点连线的距离），于 1～1.5 岁时闭合。前囟早闭或过小见于头小畸形；迟闭或过大见于佝偻病、先天性甲状腺功能减退症等；前囟饱满提示颅内压增高，是婴儿脑膜炎、脑炎、脑积水等疾病的重要体征；而前囟凹陷则常见于极度消瘦或脱水患儿。

（2）牙齿：乳牙共 20 个，恒牙共 32 个。乳牙于生后 6 个月（4～10 个月）左右萌出，超过 12 个月不长牙为出牙延迟，常见于佝偻病；2～2.5 岁出齐，小于 2 岁乳牙数≈月龄 -（4～6）。6 岁左右开始出第一颗恒牙。

三、小儿神经心理发育

1. 感知觉和语言的发育

2 个月能协调地注视物体；3～4 个月有定向反应，能转头向声源，区别好闻、难闻气味；4～5 个月开始能认识母亲和奶瓶，对食物味道微小变化很敏感；7～8 个月能发"爸爸""妈妈"等复音；10 个月左右能有意识地叫"爸爸"、"妈妈"；1 岁能听懂自己的名字。

2.运动功能的发育

归纳为："二抬四翻六会坐，七滚八爬周会走"。

模拟试题测试，提升应试能力

一、选择题

（一）以下每一道考题下面有 A. B. C. D. E 五个备选答案，请从中选择一个最佳答案。（A1 /A2 型题）

1.判断小儿体格发育的主要指标是（　　　）

A.体重、身高　　　　B.牙齿、囟门　　　　C.运动发育水平

D.语言发育水平　　　E.智力发育水平

2.与婴幼儿智力发育密切相关的内分泌腺是（　　　）

A.下丘脑　　　　　　B.腺垂体　　　　　　C.神经垂体

D.甲状腺　　　　　　E.胰腺

3.最能反映婴幼儿营养状况的体格发育指标是（　　　）

A.胸围　　　　　　　B.牙齿　　　　　　　C.体重

D.身长　　　　　　　E.头围

4.对儿童生长发育规律的描述，错误的是（　　　）

A.生长发育是一个连续的过程

B.生长发育遵循一定的顺序

C.有一定的个体差异性

D.各系统器官发育的速度一致

E.生长发育是由低级到高级

5.对青少年痤疮的护理措施，不恰当的是（　　　）

A.多吃清淡的食物　　B.不吸烟、不饮酒　　C.保持乐观情绪

D.保持皮肤清洁　　　E.挤尽痤疮内容物

6.8 个月男婴提示其发育正常的运动特征是（　　　）

A.会抬头　　　　　　B.会翻身　　　　　　C.会爬行

D.用手握玩具　　　　E.独自行走

7.小儿，1 岁，检查示小儿体格发育正常，测得头围应约是（　　　）

A.38cm　　　　　　　B.40cm　　　　　　　C.46cm

D. 48cm   E. 50cm

8. 根据小儿运动功能的发育规律，开始会爬的月龄是（   ）

A. 3～4个月   B. 5～6个月   C. 6～7个月

D. 8～9个月   E. 10～11个月

9. 小儿头围与胸围几乎相等的月龄是（   ）

A. 6个月   B. 8个月   C. 10个月

D. 12个月   E. 18个月

10. 为小儿测量体重时，错误的做法是（   ）

A. 晨起空腹排尿后进行   B. 进食后立即进行

C. 每次测量应在同一磅秤上称量   D. 测量前应先校正磅秤为零点

E. 脱去衣裤鞋袜后进行

11. 一健康儿童，身高110cm，体重18kg，其年龄大约应为（   ）

A. 3岁   B. 4岁   C. 5岁

D. 6岁   E. 7岁

12. 小儿男，现体重9kg。会走，能叫"爸爸""妈妈"，尚不能自主控制大小便。该小儿的年龄最可能是（   ）

A. 3个月   B. 6个月   C. 12个月

D. 18个月   E. 36个月

13. 小儿男，10月龄，常规生长发育监测提示：前囟未闭合，家长担心发育不正常。护士告知家长正常小儿前囟闭合的年龄是（   ）

A. 10～11个月   B. 12～18个月   C. 20～22个月

D. 22～24个月   E. 24～30个月

14. 婴儿开始有意识的模仿成人的发音，如"爸爸""再见""谢谢"等，这时婴儿的年龄大约为（   ）

A. 5个月   B. 6～7个月   C. 8～9个月

D. 10～11月   E. 12个月

15. 一婴儿扶腋下能站立，两手能各握一玩具，能喃喃地发出单音节，能伸手取物。根据这些表现，该婴儿的最可能的月龄为（   ）

A. 3个月   B. 5个月   C. 7个月

D. 9个月   E. 10个月

16. 一正常小儿，体重7.2kg，身长65cm，头围44cm，尚未出牙。该小

儿最可能的月龄是（　　　）

  A. 4 个月   B. 6 个月   C. 8 个月

  D. 10 个月   E. 12 个月

17. 小儿，体重 9kg，身长 75cm，头围 46cm，胸围 46cm，其年（月）龄应是（　　　）

  A. 7 个月   B. 9 个月   C. 12 个月

  D. 14 个月   E. 18 个月

18. 小儿喂养中，若供给糖的比例过少，机体会氧化脂肪产能。这时，机体最可能出现的病理生理改变是（　　　）

  A. 脱水   B. 水中毒   C. 酸中毒

  D. 碱中毒   E. 氮质血症

19. 2 个月婴儿来院体检。医护人员指导家长每日定期播放音乐，近距离和婴儿说话；在房间内张贴鲜艳图片，拿颜色鲜明能发声的玩具逗引孩子，其目的是促进该婴儿（　　　）

  A. 新陈代谢   B. 神经精神发育   C. 消化吸收功能

  D. 体格发育   E. 内分泌系统发育

20. 婴儿期就可以开始的早教训练是（　　　）

  A. 刷牙训练   B. 坐姿训练   C. 穿衣训练

  D. 大小便训练   E. 学习习惯训练

21. 某胎龄 35 周早产儿，生后 32 天。冬天出生，母乳喂养。体重已由出生时 2.0kg 增至 3.0kg。现在可以添加的辅食和添加辅食的目的是（　　　）

  A. 米汤，以补充热量

  B. 菜汤，以补充矿物质

  C. 软面条，以保护消化道

  D. 蛋黄，以补充铁

  E. 鱼肝油，以补充维生素 D

  （二）以下提供若干个案例，每个案例有若干个考题，请根据提供的信息，在每题的 A. B. C. D. E 五个备选答案中选择一个最佳答案。（A3/ A4 型题）

  （22～24 题共用题干）

  男孩，8 岁，参加学校的体能训练，为了了解其身体发育情况，对其进行相关指标测量。

22. 按生长发育公式，该年龄儿童的体重是（　　）

A. 14kg B. 20kg C. 24kg

D. 28kg E. 30kg

23. 按生长发育公式，该年龄儿童的身长是（　　）

A. 110cm B. 126cm C. 140cm

D. 150cm E. 155cm

24. 此阶段儿童应注意保护视力，书本和眼睛距离正确的是（　　）

A. 1 尺左右 B. 1.5 尺左右 C. 1.8 尺左右

D. 2 尺左右 E. 2 尺以上

二、名词解释

1. 身高

2. 胸围

3. 发育

三、填空题

1. 儿童生长发育的顺序_____、_____、_____、_____、_____。

2. 儿童生长发育受_____、_____、_____的影响。

3. 人一生中有两副牙，即_____和_____，前者长齐共有_____颗牙，后者长齐共有_____颗牙。

四、简答题和问答题

1. 一健康小儿体重 18kg，身长 100cm，其年龄约为几岁？

2. 简述小儿生长发育的一般规律？

五、病案分析题

一小儿，2 周岁，查体是发现头围、胸围相等，可能是什么原因？

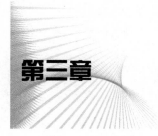

第三章

小儿营养与喂养

学习内容提炼，涵盖重点考点

一、能量与营养素的需要

1. 产能营养素

人体三大产能营养素是蛋白质、脂肪和碳水化合物，在体内的产能分别为：蛋白质 17kJ（4kcal）/g、脂肪 38kJ（9kcal）/g、碳水化合物 17kJ（4kcal）/g；所供能量占每日总需能量的比例分别为：蛋白质 15%、脂肪 35%、碳水化合物 50%。

2. 小儿对能量的需要

包括基础代谢、食物特殊动力作用、活动、生长发育、排泄损失 5 个方面，其中基础代谢的需要占总能量的 50% ~ 60%，蛋白质的特殊动力作用最大，生长发育所需能量为小儿所特有，排泄损失的能量不超过总能量的 10%。1 岁以内婴儿每日所需能量为 460kJ（110kcal）/kg，以后每增长 3 岁减少 40kJ（10kcal）/kg。

3. 维生素

分为脂溶性（A、D、E、K）和水溶性（B、C 族）两大类。其中脂溶性维生素可储存于体内，无需每日供给，因排泄较慢，缺乏时症状出现较迟，过量易中毒；水溶性维生素易溶于水，多余部分从尿中排泄迅速，不易在体内储存，必须每日供给，缺乏时症状出现较快，过量不易中毒。

4. 需水量

婴儿每日需水量约为 150ml/kg，以后每增长 3 岁减少 25ml/kg。

二、婴儿喂养

1. 母乳喂养

（1）母乳的成分：产后 4d 以内的乳汁为初乳，量较少，色微黄，质略稠，含蛋白质多，脂肪少，富有微量元素及免疫物质；产后 5 ～ 10d 的乳汁为过渡乳，含脂肪最高而蛋白质和矿物质逐渐减少；产后 11d ～ 9 个月的乳汁为成熟乳，质较稳定，总量达高峰，随乳儿增长而增加，但蛋白质含量较前更少；10 个月以后的乳汁为晚乳，量和营养成分均减少。

（2）母乳喂养的优点：①营养丰富，易消化吸收，是婴儿最佳的喂养方法；母乳中蛋白质、脂肪、碳水化合物比例适宜（1：3：6）；钙、磷比例恰当（2：1），较少发生佝偻病；以乳白蛋白（清蛋白）为主，形成凝块小；含不饱和脂肪酸较多，脂肪颗粒小并含有脂肪酶；以乙型乳糖为主，可促进双歧杆菌及乳酸杆菌生长，抑制大肠杆菌繁殖，减少腹泻；含消化酶较多，有助于消化；铁的吸收率高，较少发生缺铁性贫血；②增强婴儿免疫力；③增进母婴感情；④温度适宜、不易污染、方便经济；⑤有利于母亲产后恢复和健康。

（3）母乳喂养的护理：

1）哺乳时间与次数：主张越早开奶越好，"生后即喂"，最迟不超过半小时；出生后 2 个月内"按需哺乳"，以后可按时喂养，每次哺乳时间为 15 ～ 20min。

2）哺乳方法：哺乳时一般采取坐位，应每次先吸空一侧，然后再吸另一侧，哺乳完毕应将婴儿竖抱片刻，轻拍背部，然后取右侧卧位。

3）哺乳禁忌：乳母患急慢性传染病、糖尿病、恶性肿瘤、精神病、癫痫、重症心肾疾病等，应禁忌哺乳。

4）断乳：一般于 10 ～ 12 个月完全断乳，若遇夏季炎热或婴儿体弱多病时应暂缓断乳，但最迟不宜超过 18 个月。

2. 部分母乳喂养

分补授法和代授法 2 种，每日母乳喂养次数不少于 3 次。

3. 人工喂养

（1）鲜牛乳：是最常用的代乳品，为人工喂养时首选。在应用中需经调配以矫正缺点：①加水或米汤稀释：使酪蛋白、矿物质浓度降低，减轻婴儿消化道和肾脏负担；②加 5%～8% 的糖：补充稀释后能量的不足；③煮沸：既达到灭菌目的，又使酪蛋白变性，在胃中凝块变小。奶方的配制：8% 糖牛乳配制：8% 糖牛乳 110ml/kg（鲜牛乳 110ml/kg+ 糖 8.8g/kg）+ 水 40ml/kg。

（2）羊乳：叶酸和维生素 B_{12} 含量少，长期喂养易发生营养性巨幼红细胞性贫血。

（3）全脂奶粉：鲜牛乳经灭菌、浓缩、干燥而成，使用时按容量比 1：4（1 匙奶粉加 4 匙水）或按重量比 1：8（1g 奶粉加 8g 水），即配成全奶。

4. 辅食添加

（1）目的：补充乳类营养的不足；有利于食物性状的转换，为断乳做准备；逐步培养婴儿良好的饮食习惯。

（2）原则：遵循由少到多、由稀到稠、由细到粗、由一种到多种、循序渐进的原则，并根据婴儿的消化情况而定。

（3）顺序：1～3 个月水状食物（鱼肝油滴剂、鲜果汁、青菜汤、米汤）；4～6 个月泥状食物（稀粥、米糊、乳儿糕、蛋黄、鱼泥、水果泥、菜泥、豆腐、动物血）；7～9 个月末状食物（烂面、饼干、馒头片、蛋、鱼、肝泥、肉末）；10～12 个月碎状食物（稠粥、软饭、面条、馒头、面包、豆制品、碎菜、碎肉、带馅食品）。

模拟试题测试，提升应试能力

一、选择题

（一）以下每一道考题下面有 A. B. C. D. E 五个备选答案，请从中选择一个最佳答案。（A1 /A2 型题）

1. 下列哪种营养素不是产能营养素（　　　）

A. 蛋白质　　　　　　B. 脂肪　　　　　　C. 碳水化合物

D. 维生素　　　　　　E. 以上都不是

2. 下列哪项为主要的产能物质（　　　）

A. 蛋白质　　　　　　B. 矿物质　　　　　　C. 脂肪

D. 维生素   E. 碳水化合物

3. 小儿摄取营养素（蛋白质∶脂肪∶碳水化合物）对热量供给的比例是（   ）

A. 15%∶35%∶50%   B. 10%∶40%∶50%   C. 20%∶40%∶30%

D. 15%∶40%∶45%   E. 50%∶35%∶15%

4. 小儿机体需要的总能量中，为小儿所特有的是（   ）

A. 活动   B. 基础代谢   C. 生长发育

D. 排泄消耗   E. 食物的特殊动力作用

5. 婴儿期每日每千克体重所需热量和水分别为（   ）

A. 350kJ，100ml   B. 400kJ，120ml   C. 460kJ，150ml

D. 500kJ，200ml   E. 600kJ，250ml

6. 关于母乳，以下哪项是错误的（   ）

A. 母乳中钙磷比例适当

B. 母乳的蛋白质含量比牛乳高

C. 母乳中必需的不饱和脂肪酸比牛乳多

D. 母乳有预防感染的作用

E. 母乳含有乙型乳糖

7. 母乳中蛋白质、脂肪、碳水化合物三者之比为（   ）

A. 1∶3∶6   B. 6∶3∶1   C. 1∶2∶3

D. 2∶4∶6   E. 1∶3∶5

8. 母乳中钙、磷之比为（   ）

A. 1∶2   B. 2∶1   C. 1∶3

D. 3∶1   E. 4∶1

9. 关于牛乳的成分，下列哪项正确（   ）

A. 矿物质含量少   B. 甲型乳糖含量多

C. 富含各种免疫因子   D. 含不饱和脂肪酸较多

E. 蛋白质含量高，以清蛋白为主

10. 母乳喂养儿佝偻病的发病率较牛乳喂养儿低的主要原因是母乳中（   ）

A. 含钙低   B. 含磷低   C. 含酪蛋白多

D. 含维生素 D 少   E. 钙磷比例适当

11. 关于母乳喂养的方法，下列不正确的是（   ）

A. 母亲取坐位哺乳

B.吸空一侧乳房再吸另一侧

C.哺乳时只将乳头送入婴儿口中即可

D.先换尿布，然后清洗母亲双手和乳头

E.哺乳完毕后，将小儿竖抱起并轻拍背，让吸入空气排出

12.正常婴儿开始添加辅食及完全断奶的时间分别为（　　　）

A.1～2个月，10～12个月

B.1～2个月，18个月

C.3～4个月，2岁

D.4～6个月，1岁

E.6个月，2.5岁

13.乳母患何种疾病时不能进行母乳喂养（　　　）

A.上感　　　　　　　　　B.腹泻病　　　　　　　　C.支气管炎

D.活动性肺结核　　　　　E.轻度缺铁性贫血

14.婴儿满月之前母乳喂养应（　　　）

A.按需哺乳　　　　　　　B.1h喂1次　　　　　　　C.2h喂1次

D.3h喂1次　　　　　　　E.4h喂1次

15.8%糖牛奶100ml能产热（　　　）

A.100kJ　　　　　　　　B.200kJ　　　　　　　　C.100kcal

D.200kcal　　　　　　　E.300kcal

16.5个月母乳喂养儿，生长发育良好。现母乳量略有不足，以下正确的做法是（　　　）

A.改为混合喂养

B.改为人工喂养

C.改为部分母乳喂养

D.继续母乳喂养，并开始添加辅食

E.改为人工喂养，并开始添加辅食

17.3个月婴儿，体重5kg，人工喂养儿，最佳奶方为（　　　）

A.鲜牛奶450ml，糖50g，水100ml

B.鲜牛奶550ml，糖44g，水200ml

C.鲜牛奶550ml，糖30g，水200ml

D.鲜牛奶600ml，糖48g，水300ml

E. 鲜牛奶 600ml，糖 44g，水 100ml

18. 全脂奶粉配全奶，按容积和重量比，奶粉：水分别为（   ）

A. 1：1，1：8   B. 1：2，1：4   C. 1：4，1：8

D. 1：8，1：4   E. 1：6，1：2

19. 羊乳中因缺乏哪种营养素，易致营养性巨幼红细胞性贫血（   ）

A. 叶酸和维生素 B_{12} B. 铁剂   C. 蛋白质

D. 维生素 D   E. 锌

20. 4 个月小儿，应添加下列哪种食物以补充铁剂（   ）

A. 鱼肝油   B. 菜汤   C. 蛋黄

D. 果汁   E. 米汤

二、名词解释

1. 食物的特殊动力作用

2. 初乳

3. 人工喂养

三、填空题

1. 三大产能营养物质为_____、_____、_____。

2. 小儿对能量的需要包括_____、_____、_____、_____、
_____5 个方面。

3. 婴儿喂养的方法有_____、_____、_____3 种，其中以
_____最为理想。

4. 牛乳缺点的矫正需经_____、_____、_____3 个步骤。

5. 辅食添加应遵循_____、_____、_____循序渐进的原则。

四、简答题和问答题

1. 试述母乳喂养的优点。

2. 简述辅食添加的目的及原则。

3. 3 个月婴儿，体重 5kg。采用人工喂养，请问：每日需 8% 糖牛奶多少
毫升？除牛奶外需加水多少毫升？

五、病例分析

患儿男，5 岁，近 1 年来发现总爱揉眼睛，经常感冒，四肢皮肤干燥，
毛囊增粗。

1. 该患儿应考虑何种营养素缺乏？

2. 应做哪项检查以确诊？

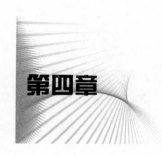

第四章

儿童保健与疾病预防

学习内容提炼，涵盖重点考点

一、不同年龄期小儿的保健特点

1. 胎儿期

①预防遗传性疾病和先天畸形；②提供良好的生活环境，减少心理压力；③保证充足的营养；④重视产前检查，防治妊娠合并症。

2. 新生儿期

新生儿期发病率和死亡率最高（尤其生后 1 周内），故保健重点应在生后第 1 周内。①提高助产技术，高危儿做好特殊监护；②观察新生儿哭声、精神、面色等，并进行全身检查；③加强护理，新生儿居室温度保持在 22 ～ 24℃，相对湿度 55% ～ 65%。指导母乳喂养，尽早开奶，按需哺乳；④接种卡介苗及乙肝疫苗，出生 2 周后开始口服维生素 D400IU/d；⑤做好家庭防视工作，共 4 次，包括生后 1 ～ 2d 的初访、生后 5 ～ 7d 的周访、生后 10 ～ 14d 的半月访和生后 27 ～ 28d 的月访。访视内容包括哭声、吃奶、大小便、体温、呼吸、面色、脐部、黄疸、体重等。

3. 婴儿期

①提倡母乳喂养，人工喂养应选择配方奶粉，4 个月以后开始添加辅食，10 ～ 12 个月断奶；②日常护理：每日擦洗 1 次，保证睡眠充足，3 个月以后开始训练大小便；③完成"五项"基础免疫，定期体检，预防意外；④实行

早期教育，培养良好生活习惯；⑤适当增加户外活动。

4. 幼儿期

①乳牙出齐，开始进食固体食物；②衣着宽松，颜色鲜艳；睡眠每日12 ~ 14h；继续训练大小便；③每 3 ~ 6 个月体检 1 次，防止意外伤害；④坚持户外活动及简单游戏，培养良好卫生、生活习惯；⑤防治常见心理行为问题，如违拗、发脾气和破坏性行为等。

5. 学龄前期

①接近成人饮食，注意合理搭配；②指导并协助日常自理；③预防近视、龋齿等疾病，每年 1 ~ 2 次体检；④坚持户外活动，培养独立生活和学习能力；⑤防治常见心理行为问题，如吮拇指和咬指甲、遗尿、手淫、攻击性或破坏性行为等。

6. 学龄期

①营养搭配均匀；②换牙期间注意牙齿清洁；③培养正确坐、站、走、读书、写字姿势，防近视，防意外；④每日都需户外锻炼；⑤加强学习兴趣，培养良好个性、品格。

7. 青春期

①应供给充足营养；②女孩注意经期卫生；③加强生理、心理、性知识教育；④重点防治结核病、风湿病、沙眼、屈光不正、龋齿、肥胖、神经性厌食、月经不调和脊柱侧弯等；⑤可进行系统体格锻炼。

二、小儿计划免疫

1. 计划免疫

是有计划、有目的地将生物制品接种到婴幼儿体内，以提高小儿的免疫水平，从而达到预防、控制乃至消灭相应传染病的目的。

2. 免疫方式

（1）主动免疫：给易感者接种特异性抗原，刺激机体产生特异性抗体，从而获得免疫力，预防相应传染病，抗体可持续 1 ~ 5 年。免疫制剂主要有疫苗、菌苗、类毒素。

（2）被动免疫：未接受主动免疫的易感者在接触传染源后，被给予相应的抗体而立即获得免疫力，免疫时间一般约 3 周。免疫制剂主要有免疫血清、丙种球蛋白、胎盘球蛋白等。

3.计划免疫程序

（1）卡介苗：皮内注射；出生2～3d至2个月内初种，>2个月婴儿接种前应做PPD试验，阴性才能接种。

（2）乙肝疫苗：肌内注射；初种：出生时、1个月、6个月，复种：12岁。

（3）脊髓灰质炎三价混合减毒活疫苗：冷开水送服或含服，服后1h禁饮热开水；初种：2个月、3个月、4个月，复种：4岁。

（4）百白破混合制剂：皮下注射；初种：3个月、4个月、5个月，复种：1.5～2岁、7岁。

（5）麻疹减毒活疫苗：皮下注射；初种：8个月，复种：7岁。

4.预防接种的注意事项

（1）严格掌握禁忌证：急性传染病、严重慢性疾病、免疫缺陷、正在接受免疫抑制剂治疗期间、活动性肺结核、化脓性皮肤病、有癫痫和惊厥史的小儿等。

（2）按要求完成全程基础免疫和加强免疫。

（3）严格执行查对制度。

（4）严格执行无菌操作：接种活疫苗时，只能用75%乙醇消毒（其余的按常规消毒），以免影响效果，接种后剩余药液应废弃，活疫苗应烧毁。

5.预防接种后的反应及处理

（1）局部反应：接种后数小时至24h左右，注射部位出现红、肿、热、痛。红晕直径：弱反应<2.5cm；中等反应2.5～5cm；强反应>5cm。一般不需要特殊处理，局部反应较重者用毛巾热敷。

（2）全身反应：接种后24h内出现不同程度体温升高。弱反应：体温<37.5℃；中等反应：37.5～38.5℃；强反应：>38.5℃。轻者无需处理，全身反应较重者对症处理，病情恶化者送医院诊治。

（3）异常反应：①过敏性休克：接种后数秒或数分钟即可发生，立即皮下或静脉注射1∶1000肾上腺素0.5～1ml，并将小儿平卧，头稍低，注意吸氧、保暖；②晕针：平卧，头稍低，保持安静，饮少量糖水，无效者可皮下注射1∶1000肾上腺素；③过敏性皮疹：服用抗组胺药物；④全身感染：积极抗感染及对症处理。

模拟试题测试，提升应试能力

一、选择题

（一）以下每一道考题下面有 A. B. C. D. E 五个备选答案，请从中选择一个最佳答案。（A1/A2 型题）

1. 卡介苗接种的时间是出生后（   ）

A. 2～3 天   B. 7～10 天   C. 1 个月

D. 3 个月   E. 6 个月

2. 给婴儿口服脊髓灰质炎减毒活疫苗时，正确的做法是（   ）

A. 用温热水送服   B. 用热开水送服   C. 冷开水送服或含量

D. 热开水溶解后服用   E. 后半小时可饮用热牛奶

3. 某医院预防保健科护士在执行流感疫苗接种操作前，发现部分疫苗出现浑浊现象。护士应采取的措施是（   ）

A. 就地销毁，记录经过

B. 停止接种，通知疾控中心

C. 先接种疫苗，再报医院处理

D. 先接种疫苗，报卫生局处理

E. 停止接种，由家长去处理

4. 新生儿时期应预防接种的疫苗是（   ）

A. 乙肝疫苗、乙脑疫苗   B. 麻疹疫苗、卡介苗

C. 卡介苗、乙肝疫苗   D. 百白破疫苗、脊髓灰质炎疫苗

E. 脊髓灰质炎疫苗、乙脑疫苗

5. 患儿男，因早产住院治疗。现患儿 3 个月，需补种卡介苗。正确的做法是（   ）

A. 立即接种   B. PPD 试验阴性再接种

C. 4 个月后再接种   D. 与百白破疫苗同时接种

E. PPD 试验阳性再接种

6. 患儿男，5 岁。由家长带到预防保健科接种流感疫苗。接种前，护士应特别注意向家长询问患儿的哪项近况（   ）

A. 饮食情况   B. 发热情况   C. 小便情况

D. 大便情况   E. 睡眠情况

7.3 岁小儿与父母到儿保门诊咨询，护士的保健指导应强调（　　　）

A. 鼓励小儿拿杯子喝水

B. 保证睡眠 8h

C. 训练定时排便

D. 室内相对湿度为 55% ～ 65%

E. 预防溢乳窒息

8. 出生后 8 个月应接种（　　　）

A. 卡介苗、乙肝减毒活疫苗

B. 白、百、破混合疫苗

C. 脊髓灰质炎疫苗

D. 麻疹疫苗

E. 乙型脑炎疫苗

9. 接种活疫苗时，可用作皮肤消毒的是（　　　）

A. 75% 乙醇

B. 95% 乙醇

C. 0.5% 碘伏

D. 2% 碘酊

E. 生理盐水

（二）以下提供若干个案例，每个案例有若干个考题，请根据提供的信息，在每题的 A、B、C、D、E 五个备选答案中选择一个最佳答案。（A3/ A4 型题）

（10 ～ 11 题共用题干）

某新生儿出生后 6 小时，进行预防接种。

10. 接种卡介苗的正确方法是（　　　）

A. 前臂掌侧下段 ID

B. 三角肌下缘 ID

C. 三角肌下缘 H

D. 上臂三角肌 H

E. 臀大肌 IM

11. 接种乙肝疫苗的正确方法是（　　　）

A. 前臂掌侧下段 ID

B. 三角肌下缘 ID

C. 三角肌下缘 H

D. 上臂三角肌 H

E. 臀大肌 IM

（12 ～ 15 题共用题干）

小儿男，3 个月。母亲带去儿童保健门诊接种百白破混合制剂。

12. 接种前，护士应询问的内容不包括（　　　）

A. 家族史

B. 疾病史

C. 过敏史

D. 目前健康状况

E. 接种史

13. 接种结束后，错误的健康指导是（　　　）

A. 可以立即回家

B. 多饮水

C. 多休息

D. 饮食不需忌口

E. 观察接种后反应

14. 接种后，小儿出现烦躁不安、面色苍白、四肢湿冷、脉搏细速等症状。该小儿最可能发生了（　　　）

A. 低血钙   B. 过敏性休克   C. 全身反应

D. 全身感染   E. 低血糖

15. 患儿母亲非常焦虑，不停哭泣。针对患儿母亲的心理护理，错误的是
（   ）

A. 告诉其患儿目前的状况

B. 告诉其当前采取的措施及原因

C. 告诉其不可陪伴患儿，以免交叉感染

D. 告知其以往类似情况的处理效果

E. 帮助其选择缓解焦虑情绪的方法

二、名词解释

1. 疫苗

2. 菌苗

3. 主动免疫

三、填空题

1. 国家免疫规划的第一类疫苗包括_____、_____、_____、_____、_____。

2. 国家计划内的一类疫苗可预防_____、_____、_____、_____、_____、_____、_____七种传染病。

3. 主动免疫常用制剂有_____、_____、_____等。

4. 被动免疫常用制剂有_____、_____、_____等。

四、简答题和问答题

简述小儿预防接种的注意事项。

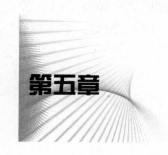

第五章

住院患儿的护理

学习内容提炼，涵盖重点考点

一、儿科医疗机构设置及护理管理

1. 儿科医疗机构分类

我国儿科医疗机构分为 3 类：①儿童医院；②妇幼保健院；③综合医院的儿科。儿科医疗机构包括儿科门诊、儿科急诊和儿科病房。

2. 儿科门诊

设置包括预诊室、传染病隔离室、挂号室、测体温处、候诊室、诊查室、化验室、治疗室、药房及收费处、小儿专用厕所等。预诊目的：及时发现和隔离传染病患儿，避免和减少交叉感染（主要）；及时发现危重患儿并护送急救室抢救；帮助家长选择就诊科别。

3. 儿科急诊

设置包括抢救室、诊查室、观察室、治疗室及小儿手术室等。急诊抢救的五要素为人、医疗技术、药品、仪器设备及时间，其中人起最主要作用。

4. 儿科病房

设置包括病室、重症监护室、护士站及医生办公室、治疗室、配膳室、游戏室、厕所与浴室。

5. 儿科病房的护理管理

包括环境管理、安全管理、生活管理、预防交叉感染和传染病管理。新生儿病室的温度应保持在 22～24℃，婴幼儿病室的温度应在 20～22℃，室内相对湿度都在 55%～65%；年长儿病室的温度应在 18～20℃，室内相对湿度应在 50%～60%。

二、住院护理常规

1. 入院护理

迎接新患儿，进行入院护理评估，清洁护理和介绍环境。

2. 住院护理

清洁卫生护理、饮食护理、给药护理、基础护理、病室消毒护理和特殊护理。

3. 出院护理

提前通知患儿和家属；执行出院医嘱，指导家属办理出院手续；对患儿及其家属进行健康指导；填写出院护理评估表、出院登记本等；出院后按常规整理用物，进行床单位消毒。

三、与患儿的沟通

1. 小儿沟通特点

语言表达能力差；分析、认识问题能力差；模仿能力强，具有很强的可塑性。

2. 与患儿沟通的方法和技巧

包括语言沟通、非语言沟通、游戏、绘画。进行语言沟通时：①主动介绍，重视与患儿的初次见面；②使用患儿能理解的方式；③接受患儿谈话时的感受；④体会并分析交谈中的含义；⑤注意声音效果；⑥适时使用幽默；⑦注意保护隐私。

四、住院患儿及其家庭的心理护理

1. 婴儿期

6 个月以内的婴儿，如生理需要获得满足，住院后一般比较平静；6 个月后婴儿住院后产生分离性焦虑，应尽量减少患儿与父母的分离，满足其生理需要；对小婴儿要多给予抚摸、怀抱、微笑，提供适当的颜色、声音等刺激。

2. 幼儿期

对住院的反应有分离性焦虑、无安全感、孤独感、退化现象，具体表现分为反抗、失望、否认 3 个阶段。护理要点是鼓励父母陪伴及照顾患儿，尽量固定护士对患儿进行护理。

3. 学龄前期

患儿由于对陌生环境的不习惯，对疾病与住院的不理解产生焦虑、恐惧心理。但因自我意识的形成，表现较温和。护理要点是鼓励家长参与治疗和护理计划，尊重、关爱患儿。

4. 学龄期

小儿因住院而担心学业落后；忧虑自己会残疾或死亡；因怕羞而不愿体格检查；也有的患儿唯恐因自己住院给家庭造成严重的经济负担而感到内疚。护理要点是帮助患儿与同学保持联系，交流学校及学习情况。

5. 青春期

青春期少年的个性基本形成，住院后常不愿受医护人员过多的干涉，情绪易激动。护理要点是在执行治疗及护理措施时，提供给患儿部分选择权及充分表达情绪反应的机会。

五、住院患儿的健康评估

1. 小儿健康评估

通过谈话、体格检查、家庭评估等方法获取资料。

2. 个人史

包括：出生史、喂养史、生长发育史、预防接种史、生活史 5 项内容，询问时应根据不同年龄及不同疾病有所侧重。

3. 护理体格检查的内容和方法

包括一般状况、一般测量、皮肤和皮下组织、淋巴结、头部、颈部、胸部、腹部、脊柱和四肢、会阴、肛门及外生殖器、神经系统检查。

六、小儿用药护理

1. 小儿药物的选择★

抗生素类药物如长期使用易致肠道菌群失调和继发真菌感染；氨基糖苷类药致耳、肾毒性；新生儿尤其早产儿使用氯霉素可致"灰婴综合征"；四环素可引起牙釉质发育不良，8 岁以下禁用；喹诺酮类药影响软骨发育，婴幼儿禁用；水痘患儿禁用激素；婴幼儿禁用吗啡，因其抑制呼吸；退热药常用乙酰氨基酚，但剂量不能过大，用药时间不能过长；婴幼儿由于咳嗽反射弱，一般不用镇咳药，而用化痰药或雾化吸入稀释分泌物；小儿便秘多采用饮食调节及通便法，一般不用泻药；腹泻不主张用止泻剂，因可使肠道毒素吸收增多加重中毒症状。

2. 小儿药物剂量的计算

最常用的是按体重计算法：每日（次）剂量＝患儿体重（kg）× 每日（次）每公斤体重所需药量。若为注射药物，护士还须准确、熟练地将医嘱的药量换算为抽取注射用液量。

3. 小儿给药方法

有口服法、注射法、外用法等，其中口服法是最常用给药方法。

模拟试题测试，提升应试能力

一、选择题

（一）以下每一道考题下面有 A. B. C. D. E 五个备选答案，请从中选择一个最佳答案。（A1 /A2 型题）

1. 儿科门诊设置预诊室，预诊的主要目的是（　　　）

A. 测量体温为就诊做准备　　　　B. 可及时检出传染病患儿

C. 给患儿及家属进行咨询服务　　D. 需住院者可及时护送入院

E. 可减少患儿对医院恐惧感

2. 儿科门诊的设置不包括（　　）

A. 预诊室　　　　　　B. 治疗室　　　　　　C. 配膳室

D. 普通门诊　　　　　E. 保健门诊

3. 抢救室需配置的设备应除外的是（　　　）

A. 心电监护仪　　　　　B. 供氧设备　　　　　C. 婴儿玩具箱

D. 人工呼吸机　　　　　E. 胸腔闭式引流器

4. 入院护理不包括（　　　）

A. 介绍病房的情况　　　B. 清洁卫生

C. 测量体重、体温、脉搏、呼吸、血压　　　　D. 休息与睡眠

E. 了解患儿生活情况

5. 急诊抢救质量最主要的因素是（　　　）

A. 时间　　　　　　　　B. 药品　　　　　　　C. 医疗技术

D. 仪器设备　　　　　　E. 人

6. 按儿科病房管理特点，年长儿病房温度、湿度以何者为宜（　　　）

A. 温度 12 ～ 14℃，相对湿度 40% ～ 50%

B. 温度 14 ～ 16℃，相对湿度 40% ～ 50%

C. 温度 16 ～ 18℃，相对湿度 50% ～ 60%

D. 温度 18 ～ 20℃，相对湿度 50% ～ 60%

E. 温度 20 ～ 22℃，相对湿度 60% ～ 70%

7. 在儿科病房护理工作中，要特别重视（　　　）

A. 室温控制，防止感冒　　　　B. 预防交叉感染

C. 消毒，避免传染病流行　　　D. 家属管理

E. 环境安全

8. 以下哪项是儿科病房设置的特点（　　　）

A. 设带有输液架的活动床挡　　　　B. 病室设两个通道

C. 门上开窗　　　　　　　　　　　D. 窗户设护栏

E. 床头设可伸展壁灯

9. 预防交叉感染的护理措施应除外的是（　　　）

A. 护理患儿前、后应洗手

B. 不同病种患儿可同室护理

C. 感染与非感染病种患儿分室护理

D. 患上呼吸道感染者不宜护理未成熟儿

E. 同一病种患儿急性期与恢复期分开护理

10. 儿科出院护理常规不包括以下哪项（　　　）

A. 执行出院医嘱　　　B. 进行家庭访视　　　C. 进行床单位消毒

D. 注销患儿的诊断卡　　E. 填写出院护理评估表

11. 有肾毒性和耳毒性的药物是（　　）

A. 青霉素　　　　　　　B. 氯霉素　　　　　　　C. 阿奇霉素

D. 庆大霉素　　　　　　E. 先锋霉素

12. 新生儿、早产儿用药应特别注意药物的不良反应，下列哪种药物能引起小儿"灰婴综合征"（　　）

A. 红霉素　　　　　　　B. 青霉素　　　　　　　C. 氯霉素

D. 卡那霉素　　　　　　E. 庆大霉素

13. 25kg 小儿体表面积为（　　）

A. 0.58m^2　　　　　　B. 0.78m^2　　　　　　C. 0.98m^2

D. 1.08m^2　　　　　　E. 1.18m^2

14. 小儿病房的安全设施包括（　　）

A. 小儿床加床栏，栏杆的高度、杆与杆的距离合适

B. 窗户应加护栏，防患儿爬窗发生意外

C. 暖气片加防护罩，以防碰撞或烫伤

D. 保温瓶应放于患儿不能触及处

E. 以上都正确

15. 4 岁小儿应用美林退热药的剂量［按 5 ～ 10mg/（kg·次）］为（　　）

A. 20mg　　　　　　　B. 40mg　　　　　　　C. 60mg

D. 80mg　　　　　　　E. 100mg

16. 关于小儿用药特点，以下哪项不正确（　　）

A. 新生儿肝脏酶系统发育不成熟，影响药物的代谢

B. 新生儿肾小球滤过率及肾小管分泌功能差，使药物排泄缓慢

C. 新生儿可受临产孕母及乳母所用药物的影响

D. 某些激素类药物可影响生长发育

E. 新生儿胃肠道对药物吸收良好

二、名词解释

1. 预诊室

2. 沟通

三、填空题

1. 我国儿科医疗机构分为_____、_____、_____3 种。

2. 儿科急诊抢救的五要素为_____、_____、_____、_____、
_____。

3. 儿科病房的护理管理措施有_____、_____、_____。

4. 患儿的入院护理包括_____、_____、_____。

5. 患儿住院期间的护理包括_____、_____、_____、_____、
_____、_____。

6. 住院幼儿的心理反应具体表现为_____、_____、_____。

7. 小儿给药的方法有_____、_____、_____等，其中_____是
最常用的。

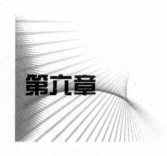

第六章

儿科常用护理技术

学习内容提炼，涵盖重点考点

一、一般护理

（一）一般测量法

1. 测量体重

（1）目的：了解小儿体格发育及营养状况，观察水肿消退及增长情况；通过测量体重，为小儿临床输液、给药、奶量计算提供依据。

（2）注意事项：①每次测量前应先将磅秤调节到零点平衡后方可使用；②新生儿、婴儿用盘式磅秤测量，准确读数至10g；1～3岁小儿用坐式磅秤测量，准确读数至50g；>3岁小儿用站式磅秤测量，准确读数至100g；③如需每日测量体重者应固定在同一时间、同一磅秤进行，最好在晨起空腹时测量；④若测得数值与前次差异较大时，应重新测量、核对，并在体重左上方写一个"重"字；体重下降明显者，经核实后报告医生；⑤测量中应注意小儿安全及保暖。

2. 测量身长（高）

（1）目的：了解小儿骨骼发育情况。

（2）注意事项：①<3岁取仰卧位测量，测量时应尽量使被测量者双下肢充分伸展，以减少误差；②>3岁取立位测量，测量时两足跟靠拢，足尖分开呈60°，足跟、臀部、两肩胛骨及枕部同时靠在量杆上；③测量结果记录至小数点后一位数，以"厘米（cm）"表示。

3. 测量头围、胸围

（1）目的：测量头围可了解颅骨及脑的发育，为评估小儿生长发育、脑积水、头颅畸形提供依据；测量胸围可了解胸廓及肺的发育，胸围的大小与肺的发育及胸廓骨骼、肌肉、皮下脂肪的发育密切相关。

（2）头围测量：小儿取立位或坐位（新生儿取仰卧位），测量者将软尺0点固定于小儿头部一侧眉弓上缘，将软尺紧贴头皮绕枕骨结节最高点及另一侧眉弓上缘回至0点，读出头围厘米数。

（3）胸围测量：应取平静呼、吸气时的平均数；乳腺已发育的女孩，测量时软尺固定于胸骨中线第4肋间。

4. 测量体温

（1）测量方法：①直肠测温法；将肛表水银头端轻轻插入肛门3～5cm，3min后取出，用消毒纱布擦净，读数并记录；②腋下测温法：擦干患儿腋窝，将体温计水银头端紧贴皮肤置于腋窝深处，10min后取出读数；③口腔测温法：将口表的水银头端置于患儿舌下窝处，嘱患儿轻轻合拢嘴唇，含住体温计，用鼻呼吸，3min后取出读数。

（2）注意事项：①测量方法视小儿年龄和病情而定。能配合的年长儿可测口温，37℃为正常；小婴儿可测腋温，36～37℃为正常；肛温最准确，但刺激大，36.5～37.5℃为正常；②测量体温前30min应禁饮热水及食物，避免患儿剧烈哭闹和活动；沐浴者20min后方可测量，以免影响结果；③女婴肛门与阴道口的距离接近，应防止将肛表误插入阴道；④当测得患儿体温过高或过低时，应重测直肠温度或口腔温度以做对照；⑤新入院患儿3d内每日测3次，一般患儿每日测2次，危重、发热、低体温者每4h测1次，高热（肛温超过39℃）与超高热（肛温超过41.5℃）患儿每1～2h测体温1次。

5. 测量脉搏和血压

（1）测脉搏、血压前应安静休息15～30min。

（2）测脉搏时可用中指和示指的指端触摸桡动脉或颞浅动脉，也可用听诊器法测量心率，时间为1min。

（3）注意事项：①小儿脉搏易受进食、活动、哭闹、发热等影响，因此测量时应使小儿安静为宜；注意脉搏频率、节律及强弱的变化；②测血压时袖带宽度应为上臂长度的 2/3，过宽测得的血压偏低，过窄测得的血压偏高；缠扎袖带时松紧要适宜，以容纳 1 指为宜。

6. 测量呼吸

（1）测量方法：婴幼儿以腹式呼吸为主，测量时可按小腹起伏计数；也可用听诊器听呼吸音计数；还可用少量棉花纤维贴近鼻孔边缘，观察棉花纤维扇动计数。测量时间为 1min。

（2）注意事项：应在小儿安静时测量，除呼吸频率外，还应注意呼吸节律及深浅。

（二）臀红护理法

1. 臀红原因

污湿尿布上的尿素经细菌分解产生氨及粪便中的刺激物刺激；尿布冲洗不净，留有残皂；腹泻时粪便刺激；常使用塑料布或橡胶单包裹臀部。

2. 臀红分度

（1）轻度臀红：局部皮肤出现潮红。

（2）重度臀红：根据红烂程度分为 3 度：Ⅰ度：局部皮肤潮红伴皮疹；Ⅱ度：皮肤溃破，脱皮；Ⅲ度：局部有大片糜烂或表皮剥脱，有时继发感染。

3. 操作方法

（1）用温水清洗患儿臀部后用浴巾吸干，将清洁尿布垫于臀下，尿布遮挡男婴阴囊。

（2）患儿侧卧，露出臀红部位，可采用臀部皮肤暴露法（使臀部皮肤暴露在阳光下，每日 2～3 次，每次 10～20min）、灯光照射法（可用40～60W 鹅颈灯或红外线灯照射局部，灯泡距臀 30～40cm，每日 2 次，每次 10～15min）。

（3）局部皮肤涂鞣酸软膏或氧化锌软膏或鱼肝油等，严重者局部皮肤涂抗生素软膏。

（4）给患儿盖好被褥，整理床单。

4. 注意事项

应用灯光照射法时应有专人看护，注意灯泡距臀不能太近，避免烫伤；臀部皮肤溃破或糜烂时禁用肥皂，清洗时用手蘸水冲洗，避免用小毛巾直接擦洗；涂抹油类或药膏时，应使棉签贴在皮肤上轻轻滚动，不可上下涂刷，以免加剧疼痛和导致脱皮。

5. 臀红预防

选用质地柔软、吸水性好的棉布缝制尿布；及时更换尿布并洗涤干净，最好在阳光下暴晒；每次便后用温水清洗臀部，保持臀部皮肤清洁、干燥；尿布包兜不可过紧，不宜垫橡胶单或塑料布。

二、协助治疗的操作

（一）小儿头皮静脉输液法

1. 小儿头皮静脉输液常选用额上静脉、颞浅静脉、耳后静脉。

2. 穿刺时距静脉最清晰点向后移 0.3cm 处将针头沿静脉向心方向平行刺入头皮；针头刺入皮肤后如未见回血，可用注射器轻轻抽吸以确定回血；因血管小或充盈不全而无回血者，可试推入极少量液体，如畅通无阻，皮肤无隆起及变色、点滴顺利，证实穿刺成功。

（二）光照疗法

1. 光照疗法

是治疗新生儿高胆红素血症的辅助疗法。主要作用是使血清中未结合（间接）胆红素氧化分解为水溶性异构体，易从胆汁和尿液中排出，适用于高未结合胆红素血症。一般采用波长 425 ～ 475nm 的蓝光最为有效，光亮度以单面光 160W、双面光 320W 为宜，灯管与患儿皮肤距离为 33 ～ 50cm。箱内湿化器水槽加水至 2/3 满，保持相对湿度 55% ～ 65%。

2. 注意事项

（1）记录灯管使用时间，累计使用 1000h 必须更换。

（2）光疗过程中：①不显性失水增多，应注意补充水分和液体；②皮肤上禁涂粉和油类；患儿双眼应佩戴黑色眼罩，以避免损伤视网膜；脱去衣裤，全身裸露，只用长条尿布遮盖会阴部，男婴注意保护阴囊；③注意观察有无腹泻、深绿色稀便、皮疹、青铜症等光疗副反应；④每小时测体温 1 次，使体温保持在 36 ～ 37℃为宜。若光疗时体温超过 38.5℃，应暂停光疗。

（3）一般情况下，当血清胆红素 <171μmol/L（10mg/dl）时可停止光疗。

（4）光疗结束后，应做好整机的清洗、消毒工作，有机玻璃制品忌用乙醇擦洗。光疗箱应置于干净、温湿度变化小、无阳光直射的场所。

（三）暖箱使用法

1. 使用对象

出生体重 <2000g 新生儿及低体温患儿（如硬肿症）。

2. 入箱后护理

患儿体温未升至正常之前每小时监测 1 次，正常后可每 4h 测 1 次，注意保持体温在 36 ～ 37℃之间，并维持相对湿度 55% ～ 65%。

3. 出箱条件

（1）患儿体重达 2000g 或以上，体温正常。

（2）在室温 24 ～ 26℃的情况下，患儿在不加热的暖箱内能保持正常体温。

（3）患儿在暖箱内生活了 1 个月以上，体重虽不到 2000g，一般情况良好。

4. 注意事项

（1）暖箱不宜放置在阳光直射、有对流风及取暖设备附近，以免影响箱内温度的控制。

（2）掌握暖箱性能，严格执行操作规程，定期检查有无故障，保证绝对安全。

（3）严禁骤然提高暖箱温度，以免患儿体温上升造成不良后果。

（4）随时观察使用效果，如暖箱发出报警信号，应及时查找原因并妥善处理。

（5）医护人员入箱操作、检查及接触患儿前必须洗手，防止交叉感染；每天用消毒液及清水擦拭暖箱内外，暖箱每周更换 1 次，湿化器水槽用水每天更换 1 次。

模拟试题测试，提升应试能力

一、选择题

（一）以下每一道考题下面有 A.B.C.D.E 五个备选答案，请从中选择一

个最佳答案。（A1 /A2 型题）

1. 臀红患儿行烤灯照射时注意避免（　　　）

A. 使用 40 ～ 60W 灯泡　　　　　　　　B. 灯泡距离臀部患处 30 ～ 40cm

C. 照射时间持续 10 ～ 15min　　　　　　D. 照射时有护士在场

E. 照射时在患处涂抹油膏

2. 重度臀红继发真菌感染时可以涂抹（　　　）

A. 鞣酸软膏　　　　　　　B. 紫草油　　　　　　　　C. 1% 甲紫（龙胆紫）

D. 达克宁霜　　　　　　　E. 鱼肝油软膏

3. 重 I 度臀红是指（　　　）

A. 表皮潮红　　　　　　　B. 表皮破溃　　　　　　　C. 局部糜烂

D. 表皮潮红伴皮疹　　　　E. 表皮破溃伴皮疹

4. 关于静脉营养的护理，以下哪项正确（　　　）

A. 严格无菌操作　　　　　　　　　　　B. 每日更换输液器 1 次

C. 配制好的营养液一次用完　　　　　　D. 输液速度要均匀

E. 以上都正确

5. 臀红护理法应包括下列哪项（　　　）

A. 及时更换尿布或尿裤　　　　　　　　B. 大便后温水清洁臀部皮肤

C. 局部涂柔酸软膏　　　　　　　　　　D. 可采用臀部皮肤暴露法

E. 以上都是

6. 关于小儿体重测量的方法，以下哪项不正确（　　　）

A. 晨起空腹时测量　　　　　　　　　　B. 排尿后进行

C. 应测其裸体的实际重量　　　　　　　D. 可在吃奶后测量

E. 不需在排便后测量

7. 关于蓝光箱的使用，以下哪项不正确（　　　）

A. 患儿戴护眼罩　　　　　　　　　　　B. 除尿布外患儿全身裸露

C. 箱温在 30 ～ 32℃　　　　　　　　　D. 湿度保持在 55% ～ 65%

E. 灯管距患儿为 100cm，以免烫伤

8. 轻度臀红（表现皮肤潮红），下列护理哪项不妥（　　　）

A. 勤换尿布，保持臀部皮肤清洁干燥

B. 排便后，可用温水洗净吸干涂拭植物油

C. 可用肥皂洗臀及塑料布或油布包裹尿布

D. 若气温允许，可直接暴露臀部于阳光下

E. 可用红外线照射臀部以加速炎症吸收

9. 护理臀红患儿正确的做法是（   ）

A. 便后应洗净臀部并涂滑石粉

B. 便后应用肥皂清洗臀部

C. 局部有皮疹者可涂激素类软膏

D. 局部表皮剥脱者可涂抗生素软膏

E. 避免用塑料膜或油布包裹尿布

10. 蓝光疗法的适应证为（   ）

A. 新生儿硬肿症   B. 新生儿破伤风   C. 新生儿颅内出血

D. 新生儿败血症   E. 新生儿高胆红素血症

11. 使用蓝光箱时，灯管与患儿皮肤的距离应为（   ）

A. 10 ～ 15cm   B. 15 ～ 20cm   C. 30 ～ 50cm

D. 55 ～ 60cm   E. 60 ～ 70cm

12. 腹泻患儿"有皮肤完整性受损的危险"，下列护理哪项不妥（   ）

A. 会阴皱褶处不能经常清洗   B. 便后用温水清洗臀部并拭干

C. 选用柔软、清洁的尿布   D. 更换尿布时动作轻柔

E. 避免使用塑料布包裹

13. 有关预防新生儿臀红的措施，错误的是（   ）

A. 勤换尿布   B. 大便后用温水洗净臀部

C. 包裹不可过松、过紧   D. 垫塑料布防止床单潮湿

E. 尿布清洁、柔软

14. 测量身长（高）的主要目的是（   ）

A. 了解小儿骨骼发育的情况   B. 了解小儿体格发育的情况

C. 了解小儿营养状态   D. 了解小儿身体状态

E. 观察疗效

15. 患儿 5 个月，因腹泻多日致臀部皮肤潮红，局部清洗后涂药宜选用
（   ）

A. 红霉素软膏   B. 鞣酸软膏   C. 1% 甲紫（龙胆紫）

D. 硝酸咪康唑霜   E. 硫酸锌软膏

16. 患儿日龄 5d，生后 24h 内出现黄疸，进行性加重，在蓝光疗法中，

下列哪项措施是错误的（　　　）

　　A. 使用前调节好箱内的温、湿度

　　D. 将患儿脱光衣服，系好尿布，戴好护眼罩置入箱中

　　C. 使患儿体温稳定于 36～37℃为宜

　　D. 光疗过程中适当限制液体供给

　　E. 严密观察病情，注意副作用

17. 患儿生后 6d，反应差，哭声低，小腿及大腿出现硬肿，测体温 33℃，腋肛温差为正值，将该患儿放置的暖箱温度应调节预热到（　　　）

　　A. 25℃　　　　　　　　B. 28℃　　　　　　　　C. 30℃

　　D. 35℃　　　　　　　　E. 38℃

18. 蓝光箱预热温度一般为（　　　）

　　A. 36～37℃　　　　　　B. 36.7℃　　　　　　　C. 35～36℃

　　D. 36.3℃　　　　　　　E. 30～32℃

19. 3 岁小儿测得的血压结果，正常为（　　　）

　　A. 60/40mmHg　　　　　B. 11.4/7.6kPa　　　　　C. 13/9kPa

　　D. 100/60mmHg　　　　　E. 110/80mmHg

20. 颈外静脉穿刺适用于（　　　）

　　A. 病情危重儿　　　　　B. 昏迷小儿　　　　　　C. 3 岁以内小儿

　　D. 有出血倾向小儿　　　E. 有严重心肺疾患的小儿

21. 蓝光疗法常见的副作用是（　　　）

　　A. 呕吐　　　　　　　　B. 腹泻　　　　　　　　C. 抽搐

　　D. 低体温　　　　　　　E. 食欲减退

二、名词解释

1. 尿布性皮炎

2. 光照疗法

三、填空题

1. 测体温新入院患儿 3d 内每日测_____次，一般患儿每日测_____次，危重、发热、低体温者每_____h 测 1 次。

2. 一般_____、_____的患儿应该放入暖箱中。

3. 光照疗法主要治疗_____患儿。

4. 小儿头皮静脉常选用_____、_____、_____。

5. 轻度臀红是指_____。

6. 一般情况下，当血清胆红素 <_____时可停止蓝光治疗。

四、病例分析

患儿男，胎龄 33 周，出生体重 1500g，生后预置暖箱内保暖。

1. 入箱前应做好哪些准备工作？

2. 家长咨询何时能出暖箱？

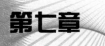

第七章

新生儿及患病新生儿的护理

学习内容提炼，涵盖重点考点

一、新生儿分类

1.按胎龄分类

足月儿：≥37周且<42周；早产儿：≥28周且<37周；过期产儿：≥42周。

2.按出生体重分类

正常出生体重儿：2500～4000g；低出生体重儿：<2500g；极低出生体重儿：<1500g；超低出生体重儿（微小儿）：<1000g；巨大儿：>4000g。

3.正常足月新生儿

胎龄满37～42周，体重2500～4000g，身长47cm以上，无任何畸形和疾病的活产婴儿。

4.足月小样儿

胎龄≥37周且<42周，出生体重<2500g。

5.早产儿（未成熟儿）

指胎龄满28～37周，出生体重<2500g的活产婴儿。

二、正常足月儿和早产儿的特点及护理

1.外观特点

正常足月儿皮肤红润，皮下脂肪丰满，胎毛少，指、趾甲达到或超过

指、趾端，足纹遍及整个足底，男婴睾丸已降至阴囊，阴囊皱纹多，女婴大阴唇遮盖小阴唇；早产儿皮肤薄而红嫩，胎毛多，指、趾甲未达到指、趾端，足底纹理少，男婴睾丸未降或未全降，阴囊皱纹少，女婴大阴唇不能遮盖小阴唇。

2. 呼吸系统

足月儿呼吸运动主要靠膈肌，以腹式呼吸为主，呼吸浅表，节律常不规则，频率较快，40～50次/min；早产儿呼吸中枢发育更不成熟，易出现呼吸暂停；因肺泡表面活性物质缺乏，易发生肺透明膜病。

3. 循环系统

足月儿心率快且波动大，为100～150次/min，平均120～140次/min，血压平均为70/50mmHg（9.3/6.7kPa）。早产儿心率较足月儿决，血压较足月儿低。

4. 消化和泌尿系统

新生儿胃呈水平位，贲门括约肌发育较差，幽门括约肌发育较好，易发生溢乳和呕吐；生后12h开始排胎粪，若超过24h未排者应检查有无消化道畸形；一般生后24h内排尿，如48h仍无尿，需查找原因。

5. 神经系统

足月儿出生时已具有觅食反射、吸吮反射、拥抱反射、握持反射等原始神经反射，生后3～4个月自然消失；巴宾斯基征、凯尔尼格征阳性及腹壁反射、提睾反射不稳定均属正常。

6. 免疫系统

新生儿非特异性和特异性免疫功能均不成熟。可通过胎盘从母体获得免疫球蛋白IgG，但IgA（尤其是SIgA）、IgM缺乏，易患呼吸道和消化道感染。

7. 体温调节

新生儿体温调节功能差，皮下脂肪薄，体表面积相对较大，易散热；无寒战反应，产热主要依靠棕色脂肪。保持环境的"适中温度"（中性温度）是维持正常体温的重要条件。

8. 新生儿特殊生理状态

包括：①生理性黄疸；②生理性体重下降（不超过10%，10d左右恢复）；③"马牙"和"螳螂嘴"（不可挑割）；④乳腺肿大和假月经（来自母体的雌激素突然中断所致）。

9. 护理

（1）适宜的环境温湿度：新生儿室温维持在 22 ~ 24 ℃（早产儿 24 ~ 26℃），相对湿度在 55% ~ 65%。

（2）新生儿发热处理：松解包被，补充水分，一般不用退热剂及其他物理降温。

（3）新生儿娩出后，应迅速清理口、鼻腔黏液及羊水，保持呼吸道通畅。

（4）出现呼吸暂停时，可给予拍打足底、托背、刺激皮肤、放置水囊床垫等处理，反复发作者可静滴氨茶碱，发绀时吸氧浓度不宜过高。

（5）正常足月儿生后半小时即可开始哺喂母乳，无法母乳喂养者可先试喂 10% 的葡萄糖水；早产儿生后应及时补充维生素 K 以预防出血症。

三、新生儿黄疸

1. 病理性黄疸的原因

新生儿肝炎、新生儿败血症、尿路感染、感染性肺炎、新生儿溶血症、先天性胆道闭锁、母乳性黄疸、G-6-PD 缺陷、药物性黄疸等；新生儿溶血症以 ABO 血型不合最常见（以母亲为 O 型，子女为 A 型或 B 型最多见），多于生后 24h 内出现黄疸，以未结合胆虹素增高为主，可伴有贫血、水肿、心衰、肝脾肿大，当胆红素 >342μmol/L（20mg/d1）时可导致胆红素脑病即核黄疸，出现双眼凝视、尖叫、抽搐、肌张力增高等表现；先天性胆道闭锁患儿粪便呈灰白色（陶土色）；母乳性黄疸生后 4 ~ 5d 出现，一般状态良好，停喂母乳 3 ~ 5d，黄疸明显减轻或消退；G-6-PD 酶缺陷者忌食蚕豆及其制品，不穿有樟脑丸气味的衣服，避免使用磺胺等诱发溶血的药物。

2. 分类和临床特点

（1）生理性黄疸的特点：生后 2 ~ 3d 出现，4 ~ 5d 最重，10 ~ 14d 消退（早产儿 3 ~ 4 周），血清胆红素足月儿 <12.9mg/dl，早产儿 <15mg/dl，一般情况良好。

（2）病理性黄疸的特点：出现过早（生后 24h 内）；持续时间过长或黄疸退而复现，足月儿 >2 周，早产儿，4 周；黄疸过重，血清胆红素足月儿 >12.9mg/dl，早产儿 >15mg/dl；进展快，每日升高 >5mg/dl；结合胆红素

>2.0mg/dl；一般情况差，伴有原发疾病的症状。

3. 黄疸治疗

蓝光疗法、换血疗法、使用酶诱导剂（如苯巴比妥）、输血浆和白蛋白、提早喂养、保持大便通畅等均有利于降低血清胆红素浓度，其中光照疗法是治疗新生儿高胆红素血症简单有效的辅助疗法，尤其新生儿溶血症。

四、新生儿颅内出血

1. 疾病概述

（1）主要病因：缺氧（以早产儿多见），产伤（以足月儿、巨大儿多见）。

（2）临床以神经系统兴奋与抑制症状相继出现为特征。

（3）头颅 B 超、CT 检查有助于确诊，腰穿脑脊液检查为均匀血性和皱缩红细胞，有助于脑室内及蛛网膜下腔出血的诊断。

2. 护理

保持安静，各项操作与治疗尽量集中进行，减少移动和刺激患儿，以免加重颅内出血；抬高头肩部 15°～30°，侧卧位或头偏向一侧；降颅压早期选用呋塞米，当出现两侧瞳孔大小不等、对光反射迟钝或消失、呼吸节律不规则等应考虑并发脑疝，选用 20% 甘露醇。

五、新生儿寒冷损伤综合征

1. 疾病概述

（1）主要病因：寒冷、早产、感染、窒息。

（2）发病机制：①产热少（寒冷时主要靠棕色脂肪产热，缺氧、酸中毒、感染时则受抑制）；②散热多；③皮下脂肪组织中饱和脂肪酸较多，熔点高；④血流缓慢。

（3）临床表现：①低体温，常 <35℃，重者 <30℃；②皮肤硬肿最早出现在小腿（小腿→大腿外侧→整个下肢→臀部→面颊→上肢→全身）；③全身反应差；④多器官功能衰竭，主要死于肺出血。

（4）治疗：复温是治疗关键，原则为逐渐复温、循序渐进。

2.护理

（1）首选暖箱复温：体温 >30℃，置预热 30℃的暖箱中，每小时提高箱温 0.5～1℃，最高达 34℃，于 6～12h 内恢复正常体温；体温 <30℃，置预热较体温高 1～2℃的暖箱中，每小时提高箱温 0.5～1℃，最高达 34℃，于 12～24h 内恢复正常体温。

（2）若患儿突然面色青灰、呼吸增快，肺部湿啰音增多，提示肺出血。

六、新生儿败血症

1.疾病概述

（1）病原菌以葡萄球菌（尤其金黄色葡萄球菌）最多见，产后感染为最主要感染途径，以脐部侵入最多见；产前及产时感染以 G⁻ 杆菌为主，多在生后 3d 内发病；产后感染以 G⁺ 球菌为主，多在生后 3d 后发病。

（2）临床表现不典型，缺乏特征性，以全身中毒症状为主，并发症以化脓性脑膜炎最常见。

（3）血培养阳性是确诊依据，脑脊液检查有助于化脓性脑膜炎的诊断。

（4）抗生素应用原则：①早期、足量、足疗程、联合、静脉用药，疗程一般为 10～14d；②选用敏感、杀菌、易透过血 - 脑屏障的抗生素。

2.护理

（1）维持体温稳定：体温过高时，应松解包被、多喂水、调节环境温度及湿度或给予温水浴等，不宜使用退热剂、酒精擦浴、冷盐水灌肠等刺激性强的降温方法。

（2）当出现面色发灰、呕吐、尖叫、惊厥、双眼凝视、前囟饱满等，提示并发化脓性脑膜炎。

七、新生儿破伤风

1.疾病概述

（1）病因和发病机理：接生时断脐消毒不严所致（预防的关键是强调无菌接生）。破伤风杆菌产生的外毒素与中枢神经组织结合引起抽搐。

（2）临床表现特点：常于生后 7d 左右发病。早期多不发热，临床以牙关紧闭（为最早症状）、苦笑面容和全身骨骼肌阵发性强直性痉挛为特征，任何轻微刺激如声、光、轻触等均可引起痉挛发作；常因窒息、全身营养衰竭、继发严重感染而死亡。

（3）早期诊断：结合不洁的断脐史，喂奶困难、奶头不易塞入口中，用压舌板检查发现有牙关紧闭即可做出诊断。

（4）治疗原则：把好"三关"：痉挛关、营养关、感染关。控制痉挛首选地西泮；尽早使用破伤风抗毒素中和游离的外毒素（外毒素一旦与中枢神经组织结合即不被抗毒素所中和）；控制感染首选青霉素。

2. 护理

（1）保持安静，减少刺激：住单间，避免声、光、触、拍等刺激；各种治疗和护理应在镇静剂使用后集中进行，操作时动作要轻、快、准，尽可能使用留置针静脉给药。

（2）镇静剂用药观察：以不刺激患儿时无痉挛，刺激时仅肌张力增高为宜，避免药量过大抑制呼吸中枢。

（3）给氧：间歇给氧，可选用头罩法，氧流量至少 5L/min。

（4）保证营养供给：病初痉挛发作频繁，应暂禁食，给予静脉营养；病情允许时可鼻饲；病情好转后慢慢训练吸吮和吞咽功能，最后撤离鼻饲。

（5）脐部护理：用 3% 过氧化氢或 1∶4000 高锰酸钾溶液清洗后涂以碘伏，同时 TAT 3000U 脐周封闭。

八、新生儿脐炎

1. 疾病概述

（1）病因：多由断脐时或生后处理不当而引起，金黄色葡萄球菌是最常见的病原菌。

（2）临床表现：轻者脐轮与脐部周围皮肤轻度发红，可有少量浆液，体温及食欲均正常；重者脐部和脐周明显红肿发硬，分泌物呈脓性且量多、有臭味，炎症向周围扩散可引起腹壁蜂窝织炎、腹膜炎、败血症等。脐部分泌物培养阳性且具有脐部的炎症表现时，可以确诊。

（3）治疗原则：清除局部感染灶，选用适当抗生素静脉给药。

2. 护理

（1）脐部处理：用安尔碘或 0.5% 碘伏及 75% 酒精从脐根部由内向外环

形彻底清洗消毒，每日 2 ~ 3 次。

（2）洗澡时，注意不要洗湿脐部，洗后用 75% 酒精消毒。

九、新生儿低血糖

1. 疾病概述

（1）病因：全血血糖 <2.2mmol/L（40mg/dl）即为新生儿低血糖，分为两类：①暂时性低血糖：不超过新生儿期，可由葡萄糖储存不足（主要见于早产儿、窒息缺氧、败血症、小于胎龄儿、先心病等）和葡萄糖利用增加（多见于患有糖尿病母亲的婴儿、Rh 溶血病等）引起；②持续性低血糖：可持续到婴儿或儿童期。

（2）临床表现：多数无临床症状。少数可出现喂养困难、嗜睡、青紫、哭声异常、震颤、肌张力低下，甚至惊厥、呼吸暂停等。

（3）血糖测定：对高危儿应在生后 4h 内反复监测血糖，且每隔 4h 复查，直至血糖浓度稳定。

（4）治疗原则：①无症状者可口服葡萄糖；②有症状者应静脉注射葡萄糖：足月儿为 3 ~ 5mg/（kg·min），早产适于胎龄儿为 4 ~ 6mg/（kg·min），早产小于胎龄儿为 6 ~ 8mg/（kg·min）。

2. 护理

（1）低血糖无症状能进食者，应尽早进食。

（2）静脉输注葡萄糖时，需定期监测血糖变化，根据血糖测定结果调整输液速度。

十、新生儿低钙血症

1. 疾病概述

（1）病因：出生后新生儿甲状旁腺功能暂时性低下，骨质钙不能入血，导致低钙血症，分为：①早期低血钙：生后 72h 内发生，常见于早产儿、小样儿、感染、窒息等新生儿；②晚期低血钙：生后 72h 以后发生，常见于人工喂养的足月儿（牛奶中钙、磷比例不适宜，血磷过高）。

（2）临床表现：主要是神经、肌肉兴奋性增高，表现为烦躁不安、肌肉抽动及震颤，可见惊跳、手足搐搦，严重时呼吸暂停、喉痉挛等。

（3）辅助检查：血清总钙 <1.8mmol/L（7mg/dl）或血清游离钙 <0.9mmol/L（3.5mg/dl），血磷 >2.6mmol/L（8mg/dl），碱性磷酸酶多正常；心电图示 QT 间期延长（早产儿 >0.2s，足月儿 >0.19s）。

（4）治疗原则：静脉补充钙剂对低钙惊厥疗效明显，若不能缓解，应加用镇静剂。

2. 护理

（1）补充钙剂：发生惊厥时，静脉缓慢推注或滴注稀释的 10% 葡萄糖酸钙，如心率低于 80 次 /min，应暂停注射；静脉注射时应避免药液外溢，一旦发生，应立即停止，并给予 25% ～ 50% 的硫酸镁局部湿敷，以免造成组织坏死。

（2）服氯化钙不宜超过 1 周。

（3）提倡母乳喂养或母乳化奶粉喂养，保持适宜的钙、磷比例。

十一、新生儿缺氧缺血性脑病

1. 疾病概述

（1）病因：缺氧是发病的核心，其中围生期窒息是最主要的病因。新生儿缺氧缺血性脑病是新生儿窒息后的严重并发症。

（2）临床表现：主要表现为意识改变及肌张力变化。根据病情分为 3 度：①轻度：兴奋，激惹，肌张力正常，一般不出现惊厥。症状于 24h 后逐渐减轻；②中度：嗜睡，迟钝，肌张力降低，可有惊厥。足月儿出现上肢肌张力减退较下肢重，而早产儿则表现为下肢肌张力减退比上肢重；③重度：意识模糊，昏迷，肌张力松软，前囟张力明显增高，惊厥频繁发作。

（3）辅助检查：血清肌酸磷酸激酶同工酶（正常值 <10U/L）升高提示脑组织受损；神经元特异性烯醇化酶（正常值 <10μg/L）升高提示神经元受损；中度以上患儿脑电图可见癫痫样波或电压改变；头颅 B 超可见脑室及其周围出血，具有较高的特异性；CT 扫描最适合的检查时间为生后 2 ～ 5d。

（4）治疗原则：主要是支持疗法、控制惊厥（首选苯巴比妥钠）和治疗脑水肿（一般用呋塞米，严重者用 20% 甘露醇）。

2.护理

（1）保持呼吸道通畅，正确给氧。

（2）密切观察生命体征、神志、瞳孔、肌张力、前囟张力等变化。

（3）观察用药反应，应用脱水剂时避免外渗。

（4）肢体障碍者固定肢体在功能位；恢复期指导家长掌握康复训练的内容，尽早开展动作训练，给予感知刺激，促进脑功能恢复。

模拟试题测试，提升应试能力

一、选择题

（一）以下每一道考题下面有 A. B. C. D. E 五个备选答案，请从中选择一个最佳答案。（A1 /A2 型题）

1.下列符合早产儿外观特点的是（　　　）

A.皮肤红润，胎毛少　　B.耳壳软骨发育好　　C.乳晕明显，有结节

D.指甲长过指端　　　　E.足底光滑，纹理少

2.不属于新生儿常见的正常生理状态的是（　　　）

A."马牙"　　　　　　　B.生理性黄疸　　　　C.臀红

D.假月经　　　　　　　E.乳腺肿大

3.新生儿生后脐带脱落的时间一般为（　　　）

A.1～7天　　　　　　　B.8～14天　　　　　　C.15～21天

D.22～28天　　　　　　E.29～35天

4.新生儿室的室温应保持在（　　　）

A.18～20℃　　　　　　B.20～22℃　　　　　　C.22～24℃

D.24～26℃　　　　　　E.28～30℃

5.新生儿沐浴前，室温应调节至（　　　）

A.18～20℃　　　　　　B.20～22℃　　　　　　C.22～24℃

D.24～26℃　　　　　　E.26～28℃

6.早产患儿，胎龄34周，日前体重2100g，患儿病室的温度应保持在（　　　）

A.18～20℃　　　　　　B.20～22℃　　　　　　C.22～24℃

D.24～26℃　　　　　　E.26～28℃

7. 新生儿出生后进行 Apgar 评分的评价指标不包括（　　）

A. 皮肤颜色　　　　　B. 角膜反射　　　　　C. 心率

D. 呼吸　　　　　　　E. 肌张力

8. 一男性新生儿经产钳助产娩出，出生后心率 95 次 / 分，呼吸浅慢，皮肤青紫，四肢稍曲，喉反射消失，Apgar 评分为（　　）

A. 4 分　　　　　　　B. 5 分　　　　　　　C. 6 分

D. 7 分　　　　　　　E. 8 分

9. 一健康女婴，足月顺产后五天，因出现阴道血性分泌物被父母送来医院，该现象最可能是（　　）

A. 假月经　　　　　　B. 阴道直肠瘘　　　　C. 尿道阴道瘘

D. 会阴损伤　　　　　E. 血友病

10. 新生儿女，日龄 4 天。出生后第 3 天发现乳腺肿大，目前应采取的护理措施是（　　）

A. 立即报告医生，及时诊疗

B. 将内容物挤出，以免病情恶化

C. 预防性使用抗生素

D. 无需处理，并告知家长正确认识

E. 对患儿乳房进行常规消毒

11. 足月新生儿，女，出生 5 天，阴道流出少量血性液体，无其他出血倾向。反应好，吸吮有力，大小便正常。正确的护理措施是（　　）

A. 无需处理　　　　　B. 换血疗法　　　　　C. 局部包扎止血

D. 静脉滴注安络血　　E. 连续肌注维生素 K_1

12. 婴儿男，孕 32 周早产，体重 1450 克，体温不升，呼吸 50 次 / 分，血氧饱和度 95%。胎脂较多。护士首先应采取的护理措施是（　　）

A. 接种卡介苗　　　　B. 给予鼻导管低流量呼吸

C. 立即擦净胎脂　　　D. 将婴儿置于暖箱中

E. 立即向患儿家长进行入院宣教

13. 预防新生儿低血糖的主要措施（　　）

A. 尽早喂养　　　　　B. 静脉补液　　　　　C. 监测血糖

D. 观察病情　　　　　E. 注意保暖

14. 新生儿女，胎龄 35 周，生后第一天，基本情况可，其母尚无乳汁分

泌。为预防新生儿低血糖，护理措施重点是（　　　）

A. 可试喂米汤

B. 及时喂葡萄糖水

C. 应果断进行人工喂养

D. 配合进行静脉输注葡萄糖液

E. 等待母亲乳汁开始分泌再开奶，坚持母乳喂养

15. 针对新生儿颅内出血患儿的护理，错误的是（　　　）

A. 保持室内安静　　　B. 头肩抬高 15°～30°　C. 为患儿洗澡

D. 观察生命体征　　　E. 必要时给鼻饲

16. 新生儿，日龄 2 天，因难产缺氧致颅内出血，出现呕吐、凝视、脑性尖叫，正确的处理为（　　　）

A. 每 1 小时测量生命体征 1 次

B. 操作时减少对患儿的刺激保持安静

C. 播放优美的音乐使患儿安静

D. 多抱摇患儿以免哭闹

E. 给患儿吸入高浓度氧

17. 患儿男，出生 10d。出生后诊断为颅内出血，经治疗后病情好转，留有后遗症。出院时护士应重点指导家长（　　　）

A. 测量血压的方法

B. 测量体重、身长、头围的方法

C. 服用铁剂预防贫血的方法和注意事项

D. 补充叶酸、维生素 B_{12} 的方法

E. 进行功能训练智力开发的意义及方法

18. 患儿女，足月新生儿。出生 10d，吃奶差，精神欠佳。脐部出现红肿、渗液，最可能的诊断是（　　　）

A. 新生儿感染　　　B. 新生儿脐炎　　　C. 新生儿湿疹

D. 新生儿破伤风　　　E. 新生儿败血症

19. 新生儿脐炎最常见的致病菌为金黄色葡萄球菌，治疗应首选的抗生素是（　　　）

A. 庆大霉素　　　B. 头孢呋辛　　　C. 林可霉素

D. 红霉素　　　E. 丁胺卡那霉素

20. 患儿，出生 5d。母乳喂养。出生第 3 天食奶量明显减少，第 4 天皮肤出现黄染而就诊。体检：体温 36℃，脐部周围皮肤红肿，诊断为新生儿脐炎。主要的护理措施是（   ）

    A. 彻底清除感染灶   B. 高蛋白饮食   C. 有效保温

    D. 防止感染   E. 防止外伤

21. 新生儿寒冷损伤综合征，硬肿最先出现的部位是（   ）

    A. 足部   B. 小腿   C. 臀部

    D. 上肢   E. 面颊

22. 患儿女，日龄 4d，足月顺产，现该患儿反应低下，拒乳，哭声低弱，下肢及臀部皮肤暗红、发硬，压之凹陷，拟诊为寒冷损伤综合征，在进一步收集的评估资料中，对判断病情最有价值的是（   ）

    A. 体重   B. 体温   C. 呼吸

    D. 脉搏   E. 血压

23. 新生儿寒冷损伤综合征的复温原则是（   ）

A. 逐步复温，循序渐进   B. 供给足够水量，缓慢升温

C. 立即升温，使体温迅速达到正常

D. 即刻放入暖箱，每 30min 升 1℃

E. 每小时升 1℃，8h 体温正常

24. 患儿女，出生 3d 后因双下肢及臀部硬肿入院，体温 30℃，腋—肛温差为 1℃，拟采用暖箱进行复温，起始温度应为（   ）

    A. 26℃   B. 28℃   C. 30℃

    D. 32℃   E. 34℃

25. 反映新生儿肺透明膜病的主要症状是（   ）

    A. 犬吠样咳嗽   B. 体温降低   C. 拒乳、呕吐

    D. 皮肤硬肿出现   E. 进行性呼吸困难、发绀

26. 早产儿，自然分娩，生后 6h 出现呼吸困难，加重 2h，拒乳，口唇青紫，三凹征阳性，两肺闻及湿啰音，X 线胸片透亮度减低。此患儿最主要的护理诊断是（   ）

    A. 清理呼吸道无效   B. 潜在的并发症：出血

    C. 营养不足   D. 气体交换受损   E. 有感染的危险

27. 关于新生儿窒息的叙述，正确的是（　　　）

A. 胎儿娩出后 1min 仅有心跳而无呼吸或未建立规律呼吸的缺氧状态

B. 胎儿娩出后 5min 仅有心跳而无呼吸，或未建立规律呼吸的缺氧状态

C. 根据出生后 5min 和 10min Apgar 评分，分为轻度和重度窒息

D. 轻度窒息，心跳不规则

E. 重度窒息，喉反射存在

28. 某新生儿确诊为低钙血症，医嘱：静脉注射 10% 葡萄糖酸钙，护士要注意观察的是（　　　）

A. 防止心动过缓，保持心率 >80 次 /min

B. 防止心动过缓，保持心率 >90 次 /min

C. 防止心动过缓，保持心率 >100 次 /min

D. 防止心动过速，保持心率 <80 次 /min

E. 防止心动过速，保持心率 <100 次 /min

29. 某胎龄 38 周的新生儿，因围生期窒息出现嗜睡、肌张力低下，拥抱、吸吮反射减弱，诊断为新生儿缺血缺氧性脑病，进行亚低温（头部降温）治疗。此时，护士应持续监测的是（　　　）

A. 头罩温度　　　　　　B. 暖箱温度　　　　　　C. 腋下温度

D. 肛门温度　　　　　　E. 环境温度

30. 与正常足月儿相比，早产儿生理性黄疸特点是（　　　）

A. 程度重，持续时间长　B. 程度轻，持续时间长

C. 程度重，持续时间短　D. 程度轻，持续时间短

E. 基本相同

31. 早产儿，生后 2d。全身皮肤黄染，诊断为新生儿溶血病。患儿出现拒食、嗜睡、肌张力减退。考虑该患儿并发了（　　　）

A. 败血症　　　　　　　B. 颅内出血　　　　　　C. 胆红素脑病

D. 病毒性脑炎　　　　　E. 缺血缺氧性脑病

32. 关于新生儿黄疸健康教育的叙述，错误的是（　　　）

A. 保管患儿衣物时勿放樟脑丸

B. 保持患儿大便通畅

C. 母乳性黄疸的患儿须中断母乳喂养

D. 红细胞 G-6-PD 酶缺陷的患儿，忌食蚕豆

E. 有后遗症的患儿，给予康复治疗和功能锻炼

33. 患儿，女性，胎龄 34 周出生，日龄 20d。生后 2d 出现皮肤黄染，现黄疸未消退，无发热，吃奶好，面部及躯干皮肤黄染，血胆红素 8mg / dl。首先应考虑是（   ）

    A. 新生儿溶血病　　　　B. 新生儿败血症　　　　C. 新生儿肝炎

    D. 先天性胆道闭锁　　　E. 生理性黄疸

34. 患儿女，生后 7 天，近日来，皮肤发黄明显，来医院就诊。查体：T 36.8℃，P 132 次 / 分，R 24 次 / 分，食欲及大小便均正常。其黄疸可能是（   ）

    A. 病理性黄疸　　　　　B. 生理性黄疸　　　　　C. 胆道闭锁

    D. 新生儿脐炎　　　　　E. 新生儿败血症

35. 患儿女，生后 7 天，诊断为新生儿黄疸收入院行蓝光照射治疗。光疗时，护士应特别注意的是（   ）

    A. 保护眼睛　　　　　　B. 及时喂养　　　　　　C. 监测血压

    D. 保持安静　　　　　　E. 皮肤清洁

36. 患儿，女性，日龄 7d，因皮肤黄染逐渐加重前来咨询。该小儿为第一胎，足月顺产，出生体重 3.5kg，出生后 3d 出现皮肤黄染，近 2d 黄疸加重，母乳喂养，吃奶好。小儿精神好，面部及全身皮肤黄染，无出血点，前囟平坦，肝肋下 1cm，其余阴性。血胆红素 136.8μmol / L（8mg/dl），直接胆红素 20μmol / L。根据以上情况向小儿的父母解释黄疸的原因和应采取的护理措施是（   ）

    A. 可疑新生儿溶血病，需要立即进行蓝光照射治疗

    B. 考虑为遗传性疾病，需要进一步检查

    C. 为母乳性黄疸，停止母乳喂养

    D. 考虑生理性黄疸，出生 2 周未消退及时就诊

    E. 考虑生理性黄疸，出生 3 ～ 4 周未消退及时就诊。

（二）以下提供若干个案例，每个案例有若干个考题，请根据提供的信息，在每题的 A. B. C. D. E 五个备选答案中选择一个最佳答案。（A3/ A4 型题）

（37 ～ 38 题共用题干）

一小儿，胎龄 37 周，出生体重 2400g，身长 45cm，皮肤红润，胎毛少，足纹明显

37. 此小儿属于下列哪类新生儿（　　）

A. 小于胎龄儿　　　　B. 过期产儿　　　　　C. 早产儿

D. 足月儿　　　　　　E. 足月小样儿

38. 主要护理措施不包括（　　）

A. 保护性隔离，预防感染

B. 促进感知觉的发育

C. 入暖箱保暖

D. 做好皮肤护理

E. 鼓励母乳喂养

（39～40 题共用题干）

一足月新生儿，出生体重 2800g，身长 48cm，面色红润，哭声响亮，吸吮有力，母乳喂养

39. 喂母乳后应竖抱起婴儿，轻轻拍其背部，目的是（　　）

A. 增强食欲　　　　　B. 预防感染　　　　　C. 安慰婴儿

D. 防止溢乳　　　　　E. 智力开发

40. 喂奶后婴儿应采取的卧位是（　　）

A. 右侧卧位　　　　　B. 左侧卧位　　　　　C. 平卧位

D. 俯卧位　　　　　　E. 端坐位

（41～43 题共用题干）

新生儿男，生后 3 天。体重 3200g，皮肤巩膜发黄，血清总胆红素 280μmol／L。

41. 根据该新生儿的临床表现，应考虑为（　　）

A. 正常新生儿　　　　B. 生理性黄疸　　　　C. 高胆红素血症

D. 新生儿低血糖　　　E. 新生儿颅内出血

42. 应立即采取的处理措施为（　　）

A. 换血疗法　　　　　B. 光照疗法　　　　　C. 输全血

D. 输血浆　　　　　　E. 输白蛋白

43. 对该新生儿最主要的观察重点是（　　）

A. 尿量　　　　　　　B. 瞳孔　　　　　　　C. 体重

D. 体温变化　　　　　E. 皮肤、巩膜黄染的程度

（44～45 题共用题干）

新生儿，女，出生第 5 天。因全身冰冷，拒奶 24 小时入院。查体：T35℃，反应差，皮肤呈暗红色，心音低钝，双小腿皮肤如硬橡皮样。脐带已脱落。

44. 最可能的诊断是（　　　　）

A. 新生儿水肿　　　　　　　　　　B. 新生儿红斑

C. 新生儿寒冷损伤综合征　　　　　D. 新生儿败血症

E. 新生儿皮下坏疽

45. 应首先采取的护理措施是（　　　　）

A. 指导母乳喂养　　　　　　　　　B. 复温

C. 加强脐部护理　　　　　　　　　D. 给氧气吸入

E. 遵医嘱用抗生素

二、名词解释

1. 早产儿　　　　2. 高危儿　　　　3. 生理性黄疸

4. 新生儿窒息　　5. 新生儿败血症　6. 新生儿寒冷损伤综合征

三、填空题

1. 新生儿根据胎龄分类，分为_____、_____、_____。

2. 足月儿出生时已具备的原始神经反射有_____、_____、_____、_____。

3. 新生儿 Apgar 评分_____为轻度窒息，_____为重度窒息。

四、简答题和问答题

1. 简述 Apgar 评分标准包括的体征。

2. 简述新生儿窒息时的复苏步骤。

3. 对新生儿寒冷损伤综合征患儿如何复温？

五、病案分析题

1. 胎龄为 36 周的新生儿，生后 6 小时出现巩膜、颜面、躯干等部位黄染，并进行性加重。查体：一般状态差，前囟平，皮肤及巩膜黄染明显，心肺正常，腹软，血清胆红素 278μmol/L。问：（1）该患儿属于病理性黄疸还是生理性黄疸？可能的临床诊断是什么？（2）如何对该患儿进行护理？

2.患儿，女，16天，顺产，母乳喂养。生后第 3 天出现皮肤黄染，且逐渐加重，不吃奶，体温不升，双下肢轻度水肿，脐周红肿，脐窝处有少许分泌物，腹稍胀，肝右肋下 3cm，血 WBC4.5×10^9/L，诊断为新生儿败血症。问：

（1）引起该患儿新生儿败血症的主要病因是什么？

（2）列出该患儿的护理诊断及护理措施。

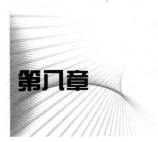

第八章

营养性疾病患儿的护理

学习内容提炼，涵盖重点考点

一、营养不良

1. 疾病概述

（1）病因：缺乏热量和（或）蛋白质，喂养不当为最主要原因。

（2）临床表现、分度及并发症：多见于 3 岁以下的婴幼儿。最早表现为体重不增；皮下脂肪减少顺序是：腹部（最早）→躯干→臀部→四肢→面部。★临床分 3 度：①Ⅰ度（轻度）：体重低于正常 15% ～ 25%，腹部皮下脂肪厚度 0.4 ～ 0.8cm；②Ⅱ度（中度）：体重低于正常 25% ～ 40%，腹部皮下脂肪厚度 <0.4cm；③Ⅲ度（重度）：体重低于正常 40% 以上，腹部皮下脂肪消失。并发症：①并发感染：以呼吸道和消化道感染最常见；②自发性低血糖：是导致重度营养不良患儿死亡的主要原因；③营养性贫血：以缺铁性贫血最常见；④多种维生素缺乏症：以维生素 A 缺乏最常见；⑤低渗性脱水，低钾、低钠、低钙和低镁血症，代谢性酸中毒。

（3）辅助检查：血清白蛋白浓度降低是最突出的表现；胰岛素样生长因子Ⅰ（IgF-I）水平下降是早期诊断营养不良的可靠指标。

（4）治疗原则：①祛除病因，调整饮食；②饮食调整原则：由少到多、由稀到稠、循序渐进、逐渐增加；③给予高蛋白、高能量、高维生素饮食。

2. 护理

（1）对于轻度营养不良患儿，可以较早添加含蛋白质和热量较高的食物。开始每日可供给热量 250～330kJ/kg（60～80kcal/kg），以后逐渐递增。

（2）对于中、重度营养不良患儿，热能和营养物质的供给应由低到高，逐渐增加。从每日 167～250kJ/kg（40～60kcal/kg）开始，逐步增加到每日 500～727kJ/kg（120～170kcal/kg）。待体重恢复，供给生理需要量。

（3）给予蛋白同化类固醇制剂如苯丙酸诺龙肌注，以促进机体对蛋白质的合成。

（4）*密切观察病情：营养不良患儿在清晨突然出现面色苍白、出冷汗、肢冷、脉弱、血压下降、呼吸暂停、神志不清等，应考虑并发自发性低血糖，需立即静脉注射 25%～50% 葡萄糖抢救。

二、小儿肥胖症

1.疾病概述

（1）病因：摄入过多（是主要原因）、活动过少、家族遗传。

（2）临床表现：体重超过同性别、同年龄、同身高（长）小儿正常标准的 20% 以上，其中超过 20%～29% 者为轻度肥胖，超过 30%～49% 者为中度肥胖，超过 50% 者为重度肥胖。

患儿表现为食欲旺盛，喜甜食及高脂肪食物；皮下脂肪增厚，但分布均匀。

（3）辅助检查：血清甘油三酯、胆固醇增高。

（4）治疗原则：一般不用药物，主要是限制饮食，增加活动。

2.护理

（1）限制饮食，多采用低脂肪、低糖类、高蛋白、高维生素的食谱。每日摄入的能量按理想体重摄入的能量减少 30%。

（2）增加运动是主要手段。

三、维生素 D 缺乏性佝偻病

1.疾病概述

（1）维生素 D 的来源、转化及生理功能：①来源：内源性（主要来源：由皮肤中的 7- 脱氢胆固醇经紫外线照射转变而成）和外源性（摄食获得）；

②转化：在肝、肾分别经 25- 羟化酶和 1- 羟化酶作用后生成 1, 25-（OH）$_2$D（具有最强的生物活性）；③生理功能：促进肠道对钙、磷的吸收；促进肾小管对钙、磷的重吸收；促进新骨钙化、旧骨脱钙。

（2）病因：日光照射不足（是最主要原因）、维生素 D 摄入不足、生长过速、疾病与药物的影响。

（3）临床表现：

1）活动早期（初期）：多于 3 个月左右起病，主要表现为神经、精神症状，出现易激惹、烦躁、睡眠不安、夜惊、多汗、枕秃等。

2）活动期（激期）：主要表现为骨骼改变：①3～6 个月可见颅骨软化，方颅多见于 7～8 个月以上婴儿；②1 岁左右可见胸廓畸形如肋骨串珠、郝氏沟、鸡胸或漏斗胸；③6 个月以上患儿可见手镯、脚镯，1 岁左右开始行走后可出现"X"形腿、"O"形腿。其中，方颅、肋骨串珠、手镯、脚镯由骨样组织增生堆积所致；颅骨软化由骨样组织钙化不良引起。

3）后遗症期：多见于 3 岁以后小儿，留下不同程度的骨骼畸形。

（4）★辅助检查：见表 8-1。

表 8-1　维生素 D 缺乏性佝偻病血生化及 X 线检查★

分期	血钙	血磷	钙磷乘积	碱性磷酸酶	x 线检查
初期	正常或稍↓	↓	↓（30～40）	正常或↑	正常或临时钙化带稍模糊
激期	↓	↓↓	↓↓（<30）	↑↑	临时钙化带消失、干骺端增宽，呈毛刷样、杯口状改变，骨密度减低

（5）治疗原则：增加户外活动，补充维生素 D 及钙剂，防止骨骼畸形。

2. 护理

（1）活动期：合理喂养，多晒太阳；遵医嘱给予维生素 D 制剂：每日口服 50～100μg（2000～4000IU）维生素 D 或 1, 25-（OH）$_2$D$_3$ 0.5～2.0μg，4 周后改为预防量 400IU。有并发症或无法口服者，一次肌内注射维生素 D 20 万～30 万 IU，2～3 个月后改预防量。

（2）指导家长带患儿增加户外活动，直接接受日光照射。

（3）预防骨骼畸形和骨折：衣着柔软、宽松，避免过早过久坐、立、行和重压、强力牵拉等；胸廓畸形可做俯卧位抬头展胸运动，"O"形腿按摩外侧肌，"X"形腿按摩内侧肌。

（4）新生儿出生 2 周后每日给予维生素 D 预防量 400～800IU。

（5）★预防维生素 D 中毒：如患儿出现畏食、恶心、倦怠、烦躁不安、低热、呕吐、腹泻、顽固性便秘等，提示维生素 D 过量中毒，应立即停药并给予低钙饮食。

四、维生素 D 缺乏性手足搐搦症

1. 疾病概述

（1）病因：根本原因是维生素 D 缺乏；直接原因是血钙降低（血钙 <1.75 ～ 1.88mmol/L 或离于钙 <1.0mmol/L）。

（2）临床表现：

1）惊厥：是本病最常见的发作形式，多于户外活动后发作。特点：一般不发热，发作缓解后一切活动如常。

2）手足抽搐：为本病特有的表现，多见于较大的婴儿及幼儿。

3）喉痉挛：是最严重的表现。

4）特殊体征（隐性体征）：面神经征、陶瑟征、腓反射。

（3）辅助检查：血钙低于 1.75 ～ 1.88mmol/L（7.0 ～ 7.5mg/d1）或离子钙 <1mmol/L，血磷正常或偏高。

（4）治疗原则：迅速控制惊厥，解除喉痉挛；及时补钙；急性期后给予维生素 D 治疗。

2. 护理

（1）控制惊厥、喉痉挛：遵医嘱立即使用镇静剂、钙剂。镇静剂常用地西泮每次 0.1 ～ 0.3mg/kg 肌注或静注，或 10% 水合氯醛 40 ～ 50mg/kg 保留灌肠；钙剂常用 10% 葡萄糖酸钙 5 ～ 10ml，以 10% 葡萄糖液稀释 1 ～ 3 倍后缓慢推注或静滴（10min 以上），避免药物外渗。

（2）防止窒息：喉痉挛者需立即将舌头拉出口外，同时将患儿头偏向一侧，清除口、鼻分泌物，保持呼吸道通畅；对已出牙的小儿，应在上、下门齿间放置牙垫，以免舌咬伤。

（3）补充维生素 D，多晒太阳。

（4）健康教育：重点应教会家长惊厥及喉痉挛发作时的处理方法，如使患儿平卧，松开衣领，颈部伸直，头偏向一侧，同时呼救。

模拟试题测试，提升应试能力

一、选择题

（一）以下每一道考题下面有 A. B. C. D. E 五个备选答案，请从中选择一个最佳答案。（A1/A2 型题）

1. 维生素 D 缺乏性佝偻病的最主要原因是（　　）

A. 维生素 D 摄入不足　　B. 生长发育过快　　　　C. 肝肾功能不全

D. 日光照射不足　　　　E. 胃肠道疾病

2. 符合 I 度营养不良的诊断标准是（　　）

A. 精神萎靡　　　　　　　　　　　B. 肌肉松弛

C. 身长低于正常　　　　　　　　　D. 腹部皮下脂肪 0.4cm 以下

E. 体重低于正常值 15% ~ 25%

3. 营养不良患儿突然出现心悸、出汗、头晕、呼吸浅促、脉搏减弱，首先考虑的是（　　）

A. 心力衰竭　　　　　　B. 呼吸衰竭　　　　　　C. 严重感染

D. 低钾血症　　　　　　E. 低糖血症

4. 维生素 D 缺乏性手足搐搦症治疗步骤正确的是（　　）

A. 补钙—止惊—补维生素 D　　　　B. 止惊—补维生素 D—补钙

C. 止惊—补钙—补维生素 D　　　　D. 补维生素 D—止惊—补钙

E. 补维生素 D—补钙—止惊

5. 营养不良早期诊断的可靠标准是（　　）

A. 血糖　　　　　　　　B. 血浆蛋白　　　　　　C. 血浆胆固醇

D. 血浆转铁蛋白　　　　E. 血浆胰岛素生长因子 I

6. 1 岁男婴，母乳少，长期以米汤、稀饭喂养，不规律添加辅食，食欲及精神差，皮下脂肪厚度为 0.5cm，诊断为 I 度营养不良，下列表现哪个最先出现（　　）

A. 皮肤干燥　　　　　　B. 肌张力降低，肌肉松弛

C. 身高低于正常　　　　D. 皮下脂肪减少

E. 体重不增或减轻

7. 一冬季出生男婴，足月顺产，现已 4 个月，体重 5.8kg，采取牛乳喂养，未添加辅食，近日来，婴儿多烦躁，易激惹，夜惊，多汗，血钙、血磷、

碱性磷酸酶正常，最可能的诊断是（　　　）

 A. 惊吓   B. 营养不良   C. 佝偻病激期

 D. 佝偻病初期   E. 先天性佝偻病

 8. 6 个月婴儿，半天来突然抽搐 3 次，抽时双眼上翻，四肢抖动，持续约 2min 自然缓解，抽后意识清，吃奶好。询问病史，生后人工喂养，近 1 个月来夜惊多汗。查体：营养中等，枕秃明显，囟门 2.5cm × 2.5cm，颈软。若患儿再度抽搐，最恰当的处理原则为（　　　）

 A. 先用维生素 D，同时补充钙，再吸氧

 B. 先补充钙，同时止惊，吸氧

 C. 先补充钙剂及维生素 D，然后吸氧，止惊

 D. 先补钙，同时吸氧，止惊，然后用维生素 D

 E. 先止惊及缓慢静脉注射钙剂，后改为口服钙，再用维生素 D

 9. 患儿女，6 个月，冬季出生，人工喂养，平时睡眠不安、多汗，今日晒太阳后突然出现全身抽搐 5 ～ 6 次，每次 1min 左右，抽搐间期活泼如常，体温 36.8℃，护士应首先考虑（　　　）

 A. 癫痫   B. 低血糖

 C. 高热惊厥   D. 维生素 D 缺乏性佝偻病

 E. 维生素 D 缺乏性手足搐搦症

 10. 女婴，1 岁，体重 6kg，生后母乳喂养，8 个月始添加辅食，因不能站立而就诊，查体：精神好，面稍苍白，消瘦，腹部皮下脂肪厚度为 0.3cm，肌肉松弛，可能的诊断为（　　　）

 A. 正常儿   B. Ⅲ度营养不良 C. Ⅱ度营养不良

 D. Ⅰ度营养不良 E. 佝偻病

 11. 2 个月男婴，出生体重 3000g，生后即于进乳、进水后出现呕吐，逐渐加重，而入院治疗，患儿食欲强，大便少，测体重 3kg，血浆总蛋白降低，最易出现的体征（　　　）

 A. 腹部皮下脂肪厚度 <0.4cm B. 皮肤、巩膜黄染

 C. "O" 形腿   D. 肋串珠及郝氏沟

 E. 双足背水肿

 12. 患儿女，6 个月，睡眠不安，夜间啼哭、多汗、枕秃。查体：胸部有肋骨串珠、郝氏沟，诊断为维生素 D 缺乏性佝偻病，治疗本病口服维生素 D

的量是（　　　）

A. 400IU　　　　　　　　B. 600IU　　　　　　　　C. 800IU

D. 1000IU　　　　　　　E. 2000IU

13. 10 个月患儿，已在当地医院诊断为佝偻病活动期，给予维生素 D 治疗，效果不好，为进一步判定诊断是否正确，不需要做下列哪项检查（　　　）

A. 腕部 X 线摄片　　　B. 测血清钙、磷　　　C. 血常规

D. 体格检查　　　　　E. 骨密度

14. 1.5 岁小儿，多汗，烦躁，前囟门未闭，可见方颅、鸡胸、"O"形腿，血钙及血磷低，初步考虑为（　　　）

A. 佝偻病初期　　　　B. 佝偻病激期　　　　C. 佝偻病后遗症期

D. 佝偻病恢复期　　　E. 软骨营养障碍

15，严重肥胖者应限制饮食，其摄入的能量应按理想体重摄入的能量减少（　　　）

A. 10%　　　　　　　　B. 20%　　　　　　　　C. 30%

D. 40%　　　　　　　　E. 50%

16. 佝偻病小儿出现方颅的时间多在（　　　）

A. 生后 3 个月内　　　B. 生后 3～6 个月　　　C. 生后 7～8 个月以上

D. 2 周岁后　　　　　E. 3 周岁后

17. 关于营养不良的护理措施，以下哪项是错误的（　　　）

A. 改善喂养，调整饮食　　　　　　　B. 注意补充热量和蛋白质

C. 补液时速度稍慢　　　　　　　　　D. 不应过快地改换原有饮食

E. 重度营养不良应早期供应足够的热能

18. 判断佝偻病是否处于活动期的可靠依据是（　　　）

A. 神经精神症状　　　　　　　　　　B. 骨骼体征的改变

C. 运动机能发育迟缓　　　　　　　　D. 肌肉韧带松弛表现

E. 血液生化和 X 线长骨检查

19. 下列哪项是维生素 D 缺乏性佝偻病骨样组织堆积的表现（　　　）

A. 鸡胸　　　　　　　　B. "O"形腿　　　　　　C. 手镯征

D. 肋缘外翻　　　　　　E. 颅骨有乒乓球感

20. 佝偻病患儿予维生素 D 治疗期间出现食欲不振、烦躁、呕吐、便秘，应警惕（　　　）

A. 肠炎　　　　　　　　B. 钙剂过量　　　　　　　C. 消化功能紊乱

D. 维生素 D 过量中毒

E. 维生素 D 治疗的正常反应

（二）以下提供若干个案例，每个案例有若干个考题，请根据提供的信息，在每题的 A. B. C. D. E 五个备选答案中选择一个最佳答案（A3/ A4 型题）

（21 ～ 23 题共用题干）

1 岁半小儿，有肋骨串珠、肋膈沟、手镯及脚镯征，下肢为"O"形腿，长骨 X 线片示干骺端呈毛刷状及杯口状改变。

21. 最可能的医疗诊断是（　　　　）

A. 软骨营养不良　　　　B. 佝偻病初期　　　　　　C. 佝偻病激期

D. 佝偻病恢复期　　　　E. 佝偻病后遗症期

22. 最主要的护理诊断是（　　　　）

A. 知识缺乏　　　　　　B. 体温过高　　　　　　　C. 潜在并发症

D. 有感染的危险　　　　E. 营养失调：低于机体需要量

23. 最主要的护理措施是（　　　　）

A. 增加户外活动　　　　B. 按医嘱补充维生素 D　C. 预防维生素 D 中毒

D. 给家长进行健康指导　E. 预防骨骼畸形和骨折

（24 ～ 25 题共用题干）

患儿 4 个月，睡眠时常烦躁哭闹，难以入睡，诊断为佝偻病，给予维生素 D30 万 IU 肌注后突然发生全身抽搐 3 次，每次 20 ～ 60s，发作停止后精神如常，体重 6kg，体温 36.9℃，有枕秃及颅骨软化，血清钙 1.68mmol/L。

24. 该患儿出现抽搐的主要原因是（　　　　）

A. 缺乏维生素 D　　　　B. 血清钙减少　　　　　　C. 热性惊厥

D. 癫痫发作　　　　　　E. 碱中毒

25. 对该患儿的护理应首先采取（　　　　）

A. 继续补充维生素 D　　B. 给予苯妥英钠　　　　　C. 在病床两侧加床栏

D. 尽快给予葡萄糖酸钙　E. 及时纠正碱中毒

二、名词解释

1. 营养不良

2. 小儿肥胖

三、填空题

1. 营养不良患儿皮下脂肪最先减少的部位是_____。

2. 佝偻病分为_____、_____、_____、_____四期。

3. 预防维生素 D 缺乏性佝偻病维生素 D 的预防量是_____。

4. I 度营养不良小儿皮下脂肪厚度为_____cm，Ⅱ度营养不良小儿皮下脂肪厚度为_____cm。

四、病例分析

患儿男，5 岁，体重 12kg，身高 98cm，经常烦躁不安，皮肤干燥苍白，腹部皮下脂肪厚度 0.3cm，肌肉松弛，遂至医院住院治疗，有偏食、挑食史。患儿入院次日起床后，突然出现面色苍白、出汗、脉搏细弱、肢体冰冷、意识模糊。

1. 该患儿入院的临床诊断是什么？该如何调整饮食？

2. 患儿目前应考虑出现了哪种并发症？如何处理？

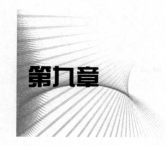

消化系统疾病患儿的护理

学习内容提炼，涵盖重点考点

一、小儿消化系统解剖生理特点

1. 口腔

新生儿及婴幼儿口腔黏膜柔嫩、干燥，血管丰富，易受损伤和局部感染。新生儿唾液腺发育不完善，3个月以下小儿唾液中淀粉酶含量低，故不宜喂淀粉类食物。5～6个月时唾液分泌明显增多，常会发生生理性流涎。

2. 胃

婴儿胃呈水平位，贲门括约肌发育不成熟，幽门括约肌发育良好，且吸奶时常吞咽过多空气，易发生溢奶和呕吐。胃容量新生儿为30～60ml，1～3个月时为90～150ml，1岁时为250～300ml，5岁时为700～850ml，成人约为2000ml。

3. 肠及肠道细菌

小儿肠管为身长的5～7倍，利于消化吸收；肠系膜相对较长而且柔软，固定作用差，肠活动度大，易发生肠套叠、肠扭转。肠道细菌受食物成分影响，母乳喂养儿以双歧杆菌为主，人工喂养儿以大肠埃希菌为主。

4. 肝

正常婴幼儿肝脏可在右肋下触及1～2cm，6～7岁后则不能触及。

5. 婴儿粪便特点

（1）胎粪：墨绿色，质黏稠，无臭味。一般在生后12h内排出，持续

2 ～ 3d。

（2）母乳喂养儿粪便：金黄色，糊状，无臭，有少量奶瓣，每日 2 ～ 4 次，呈酸性反应。

（3）牛、羊乳喂养儿粪便：淡黄色，较干稠，多成形，含乳凝块较多，有臭味，每日 1 ～ 2 次，呈中性或碱性反应。

二、口腔炎

1. 疾病概述

鹅口疮为白色念珠菌感染所致，多见于新生儿和婴幼儿，营养不良、腹泻、机体抵抗力降低、长期应用广谱抗生素或激素的患儿易患此病，特征是在口腔黏膜表面出现白色点片状乳凝块样物，无全身症状。

疱疹性口腔炎是由单纯疱疹病毒感染引起，有传染性，在齿龈、舌、唇内和颊黏膜等口腔黏膜上可见散在或成簇的小疱疹，溃破后形成溃疡，表面有黄白色渗出物覆盖。

溃疡性口腔炎主要是由链球菌、金黄色葡萄球菌、肺炎链球菌等感染引起，口腔黏膜充血、水肿，随后形成大小不等的糜烂或溃疡，上有纤维素性炎性渗出物形成的灰白色或黄色假膜覆盖，边界清楚，假膜易剥去而露出溢血的创面。

2. 护理

（1）促进口腔黏膜愈合：鼓励患儿多饮水，进食后漱口；疱疹性口腔炎和溃疡性口腔炎清洗口腔可用 3% 过氧化氢溶液或 0.1% 利凡诺溶液，鹅口疮宜用 2% 碳酸氢钠溶液。

（2）鹅口疮患儿局部可涂 10 万 ～ 20 万 U/ml 制霉菌素鱼肝油混悬溶液。疱疹性口腔炎和溃疡性口腔炎患儿局部可涂锡类散、冰硼散等，控制或预防继发感染可涂 2.5% ～ 5% 金霉素鱼肝油；疱疹性口腔炎亦可使用疱疹净，患处喷洒西瓜霜粉剂。注意涂药前先要清洗口腔，然后用无菌纱布或干棉球放在颊黏膜腮腺管口处或舌系带两侧，以隔断唾液，再用干棉球将病变部黏膜表面吸干后再涂药。涂药后嘱患儿闭口 10min，然后取出隔离唾液的纱布，不可立即漱口、饮水或进食。

三、小儿腹泻

1.疾病概述

（1）分类：

1）按病因：分为感染性腹泻和非感染性腹泻。

2）按病程：①急性腹泻：病程在2周以内；②迁延性腹泻：病程在2周～2个月；③慢性腹泻：病程在2个月以上。

3）按病情：①轻型腹泻：仅有胃肠道症状，一般无明显的全身症状及脱水症状；②重型腹泻：除严重的胃肠道症状外，还有全身中毒症状及脱水、酸碱平衡失调及电解质紊乱等。

（2）病因：多由肠道内感染引起，秋冬季节的婴幼儿腹泻80%以上是由病毒感染所致，以人类轮状病毒感染最为常见；细菌感染以致腹泻大肠埃希菌最常见；长期应用广谱抗生素或糖皮质激素可诱发白色念珠菌性腹泻。

（3）★临床表现：除腹泻外，主要表现为：①脱水（表9-1、表9-2）；②代谢性酸中毒：患儿表现为精神萎靡、口唇樱红、呼吸深大，呼出的气体有丙酮味，小婴儿症状多不典型，常表现为精神萎靡、拒乳、面色苍白等；③低钾血症：血清钾<3.5mmol/L，多于脱水、酸中毒纠正后出现。主要表现为神经肌肉兴奋性减低，如精神萎靡、四肢无力、腹胀、肠鸣音减弱或消失、腱反射减弱或消失、心音低钝、心律失常等。心电图示：T波增宽、低平，Q-T间期延长，ST段下降，出现U波，在同一导联中U波>T波；④低钙血症和低镁血症：当脱水、酸中毒纠正后易出现手足搐搦和惊厥，极少数长期腹泻和营养不良患儿输液后出现震颤、抽搐，用钙剂治疗仍不见好转，应考虑有低镁血症的可能。

表 9-1　三种不同程度脱水的鉴别★

	轻度	中度	重度
精神状态	无明显改变	烦躁或萎靡	昏睡或昏迷
失水占体重百分比	5%以下	5%～10%	10%以上
累积损失量（ml/kg）	30～50	50～100	100～120
皮肤弹性	稍差	差	极差
口腔黏膜	稍干燥	干燥	极干燥
眼窝及前囟凹陷	稍凹陷	明显	极明显
眼泪	有	少	无
尿量	稍减少	明显减少	少尿或无尿
周围循环衰竭	无	不明显	明显
代谢性酸中毒	无	有	严重

表 9-2   三种不同性质脱水的鉴别*

	低渗性脱水	等渗性脱水	高渗性脱水
原因及诱因	失盐为主，补充非电解质过多，见于病程长、营养不良者	水与电解质丢失大致相同，见于病程短、营养良好者	失水为主，补充高钠液过多，见于高热、大量出汗者
脱水部位	细胞外	细胞外	细胞内
血钠浓度（mmol/L）	<130	130～150	>150
口渴	不明显	明显	极明显
皮肤弹性	极差	稍差	尚可
血压	很低	低	正常或稍低
神志	嗜睡或昏迷	精神萎靡	烦躁易激惹
其他	易发生休克	最常见	易发生惊厥

（4）生理性腹泻：多见于6个月以下虚胖婴儿，常有湿疹。除大便次数增多外，无其他症状，精神、食欲及生长发育正常。添加辅食后，大便即逐渐转为正常，不需特殊治疗。

（5）*几种常见类型肠炎的临床特点见表 9-3。

表 9-3   几种常见类型硒炎的临床特点*

	轮状病毒肠炎	大肠埃希菌肠炎	空肠弯曲菌肠炎	耶尔森菌小肠结肠炎	真菌性肠炎
好发季节	秋冬季	5～8月高温季节	夏季	冬春季	四季
好发年龄或对象	6个月～2岁婴幼儿	营养不良儿、人工喂养儿	6个月～2岁婴幼儿	婴儿和较大儿童	营养不良及免疫低下儿
临床特点	起病急，常伴发热和上感症状。多先呕吐，大便次数及量多，为黄色水样或蛋花样便，无腥臭，常伴水、电解质和酸碱平衡紊乱症状。为自限性疾病，数日后呕吐渐停，腹泻减轻，病程3～8d	发热、呕吐、腹泻、蛋花样或水样便，伴水、电解质和酸碱平衡紊乱。侵袭性大肠埃希菌肠炎为黏液脓血便，伴恶心、呕吐、腹痛及里急后重感，可出现严重全身中毒症状，甚至休克	为人畜共患病，症状与细菌性痢疾相似，以侵袭性感染为主，表现为恶心、呕吐、腹痛、解黏液脓血便，有腥臭味	症状因年龄而异，<5岁者以急性水泻起病，有黏液脓血便，伴里急后重感。>5岁者除腹泻外，可伴有发热、头痛、呕吐、腹痛；严重者可发生肠穿孔和腹膜炎	主要由白色念珠菌所致，长期应用广谱抗生素或激素易诱发；大便稀黄，泡沫较多，带黏液，有时见豆腐渣样细块，常伴鹅口疮
大便镜检	见少量白细胞	侵袭性大肠埃希菌肠炎、空肠弯曲菌肠炎、耶尔森菌小肠结肠炎均可见大量白细胞及数量不等红细胞			见真菌孢子和假菌丝

（6）辅助检查

1）血象：白细胞总数及中性粒细胞增多提示细菌感染，正常或降低提示病毒感染。

2）大便检查：非侵袭性细菌感染引起的腹泻，大便镜检无或偶见白细胞；侵袭性细菌感染引起的腹泻可见较多白细胞。

3）血液生化检查：血钠测定可判断脱水性质，血钾测定可反映体内缺钾的程度，必要时可查血钙、血镁。血气分析或测定二氧化碳结合力可了解酸碱平衡紊乱的程度和性质。

2. 护理

（1）调整饮食：除严重呕吐者暂禁食（不禁水）4～6h外，均应继续进食，原则遵循由少到多、由稀到稠、少量多餐。母乳喂养儿继续哺乳，暂停辅食；人工喂养儿可喂稀释的牛奶或其他代乳品。病毒性肠炎多有双糖酶缺乏，不宜用蔗糖，暂停乳类喂养，改用豆制代乳品或发酵奶，以减轻腹泻，缩短病程。

（2）防止交互感染：感染性腹泻患儿应进行消化道隔离，防止患儿的手和物品的污染，排泄物应按规定处理后再排放。

（3）按医嘱用药：黏液脓血便者多为侵袭性细菌感染，应选择有效抗生素治疗，可选用氨基糖苷类、头孢菌素、氨苄青霉素等；水样便者多为病毒及非侵袭性细菌所致，一般不用抗生素，应合理使用液体疗法。选用微生态制剂和肠黏膜保护剂（如思密达），但对新生儿、小婴儿和重症患儿可酌情选用抗生素治疗。急性期一般不用止泻药物，特别是对感染性腹泻，因止泻药多抑制胃肠动力、增加细菌繁殖和毒素的吸收。

（4）按医嘱进行补液并做好补液护理：解释液体疗法的目的及意义以取得配合；全面了解患儿的病情，熟悉所输液体的组成、性质、用途、配制及配伍禁忌；根据每小时输入液体的毫升数，计算出每分钟输液滴数（1ml约15滴），注意防止输液速度过快或过慢；如补液方案合理，患儿一般于补液3～4h内开始排尿，说明血容量已恢复；皮肤弹性及眼窝凹陷恢复说明脱水已经纠正；尿多而脱水未纠正，说明液体中含糖液过多，宜增加电解质的比例；眼睑水肿说明钠盐过多，口服补液者此时应改服白开水或母乳。

（5）加强臀部护理：每次便后用温水清洗臀部并吸干，选用柔软、吸水性好的棉织品尿布，保持臀部及会阴部皮肤清洁、干燥，防止臀红发生。

（6）*严密观察病情：当患儿出现精神萎靡、口唇樱红、呼吸深大，呼出的气体有丙酮味，血CO_2CP降低时，提示酸中毒；当患儿出现全身乏力、肌张力下降、反应迟钝、恶心呕吐、腹胀、肠鸣音减弱或消失，提示低血钾。

四、小儿液体疗法及护理*

1. 小儿体液平衡特点

（1）年龄越小，体液总量占体重的百分比相对越高。

（2）年龄越小，细胞外液含量越多，尤其是间质液所占比例越大。

（3）年龄越小，新陈代谢越旺盛，每日水的交换率越快，对缺水的耐受力越差。

2. 常用溶液及其配制

（1）非电解质溶液：临床常用 5% 或 10% 葡萄糖液，在应用时不计张力，主要是供给水分和部分热量，纠正体液的高渗状态或酮中毒。

（2）电解质溶液

1）0.9% 氯化钠溶液（生理盐水）：为等张液，输入过多易致高氯性酸中毒。

2）复方氯化钠溶液（林格氏液）：为等张液，除含氯化钠外，尚含少量钾与钙，其作用与生理盐水基本相似，且不会因输液而发生低血钾和低血钙。

3）碱性溶液：用于纠正酸中毒。临床常用：①碳酸氢钠溶液：是治疗代谢性酸中毒的首选药物。市售 5% 碳酸氢钠为高渗液，临床常用 5% 或 10% 葡萄糖溶液稀释 3.5 倍即为 1.4% 碳酸氢钠（为等张液）；②乳酸钠溶液：在缺氧、休克、肝功能不全、新生儿及乳酸潴留性酸中毒等情况下不宜使用。市售 11.2% 乳酸钠为高渗液，需加 5% 或 10% 的葡萄糖溶液稀释 6 倍即为 1.87% 乳酸钠（为等张液）。

4）氯化钾溶液：用于纠正低钾血症，临床常用制剂有 10% 和 15% 氯化钾溶液两种。

（3）混合溶液：将几种不同渗透压的溶液按不同比例配制成各种混合溶液（表 9-4）。

表 9-4　几种常用混合溶液的组成*

混合溶液	0.9% 氯化钠溶液（份）	5% 或 10% 葡萄糖溶液（份）	1.4% 碳酸氢钠溶液（份）	张力	用途
1∶1 液	1	1		1/2 张	轻、中度等渗性脱水
1∶2 液	1	2		1/3 张	高渗性脱水
1∶4 液	1	4		1/5 张	高渗性脱水
2∶1 液	2		1	等张	重度或低渗性脱水

续表

混合溶液	0.9% 氧化钠溶液（份）	5% 或 10% 葡萄溶液（份）	1.4% 碳酸氢钠溶液（份）	张力	用途
2：3：1 液	2	3	1	1/2 张	轻、中度等渗性脱水
4：3：2 液	4	3	2	2/3 张	中度或低渗性脱水
维持液	1	4		1/5 张	肺炎、发热维持液

注：张力 = 等渗液量 / 混合液总量

（4）口服补液盐溶液（简称 ORS 液）：ORS 液是世界卫生组织（WHO）推荐用于治疗急性腹泻合并轻、中度脱水患儿的一种溶液。配方：氯化钠 0.35g，碳酸氢钠 0.25g，氯化钾 0.15g，葡萄糖 2g，加温开水 100ml 制成，为 2/3 张液。

3. 液体疗法

（1）基本原则：定量、定性、定速、纠正酸碱失衡与电解质紊乱。

1）定量：补液总量包括累积损失量（与脱水程度有关）、继续损失量（与病情有关）和生理需要量（与基础代谢率有关）。第 1 天补液总量：轻度脱水 90 ～ 120ml/kg，中度脱水 120 ～ 150ml/kg，重度脱水 150 ～ 180ml/kg。

2）定性：根据血清钠浓度判断脱水性质，决定补液种类。累积损失量部分：低渗性脱水补 2/3 张含钠液，等渗性脱水补 1/2 张含钠液，高渗性脱水补 1/5 ～ 1/3 张含钠液。

3）定速：一般可分为纠正脱水与继续补液两个阶段。重度脱水伴有周围循环衰竭或休克者，首先应快速扩容，纠正休克，选用 2：1 等张含钠液 20ml/kg，在 30 ～ 60min 内快速输入，总量不超过 300ml。纠正脱水阶段主要补充累积损失量，一般取总液量的 1/2 在 8 ～ 12h 内完成，每小时 8 ～ 10ml/kg；重度脱水、低渗性脱水应稍快，在 8h 内完成；轻度脱水、高渗性脱水宜稍慢，可在 12h 内完成。继续损失量与生理需要量在后 12 ～ 16h 内输入，一般为每小时 5ml/kg。

4）纠正酸中毒：临床首选碳酸氢钠，5% 碳酸氢钠 5ml/kg 约可提高 CO_2CP 5mmol/L。轻度酸中毒在补液后可自行纠正，不必补充碱性液体。

5）纠正低钾血症：①见尿补钾，或治疗前 6h 排过尿可予补钾；②不得静脉推注；③静脉滴注浓度 ≤ 0.3%（即 100ml 溶液中最多加 10% 氯化钾 3ml 或 15% 氯化钾 2ml），时间不短于 8h，每日补钾总量为 200 ～ 300mg/kg（相当于 10% 氯化钾 2 ～ 3ml/kg）；④治疗低血钾需持续 4 ～ 6d，严重者时间更长；⑤如病情好转，可由静脉滴注改为口服，口服最安全，当饮食恢复到正常的一半时，可停止补钾。

（2）补液方法

1）口服补液法：常采用 ORS 溶液，适用于急性腹泻伴轻、中度脱水，无明显腹胀和呕吐患儿，主要用于补充累积损失量与继续损失量。轻度脱水补 50 ～ 80ml/kg，中度脱水补 80 ～ 100ml/kg，少量多次服用，于 8 ～ 12h 内补足累积损失量。由于张力较高（约为 2/3 张），不宜用来补充生理需要。新生儿及有严重腹胀，心、肾功能不全，休克的患儿不宜使用。

2）静脉补液法（表 9-5）：适用于水、电解质和酸碱失衡严重的患儿。遵循先快后慢、先浓后淡，先盐后糖、见尿补钾、见惊补钙补镁、见酸补碱的原则。第二天以后的补液主要是补充继续损失量和生理需要量，继续补钾和供给热量。

表 9-5　第一天输液方案*

		累积损失	继续损失	生理需要	总量
补液量	轻度脱水	30 ～ 50ml/kg			90 ～ 120ml/kg
	中度脱水	50 ～ 100ml/kg	10 ～ 40ml/kg	60 ～ 80ml/kg	120 ～ 150ml/kg
	重度脱水	100 ～ 120ml/kg			150 ～ l80ml/kg
补液成分	低渗脱水	2/3 张			
	等渗脱水	1/2 张	1/3 ～ 1/2 张	1/5 ～ 1/3	
	高渗脱水	1/5 ～ 1/3 张			
完成时间		前 8 ～ 12h 内完成，或每小时 8 ～ 10ml/kg	后 12 ～ 16h 内完成，或每小时 5ml/kg		

模拟试题测试，提升应试能力

一、选择题

（一）以下每一道考题下面有 A. B. C. D. E 五个备选答案，请从中选择一个最佳答案。（A1 /A2 型题）

1. 护理口腔炎患儿时，要清除创面的腐败组织，最好选用（　　　）

A. 温开水　　　　　　　B. 生理盐水　　　　　　　C. 0.1% 醋酸

D. 2% 碳酸氢钠溶液　　E. 3% 过氧化氢溶液

2. 鹅口疮患儿清洗口腔宜选用的溶液是（　　　）

A. 0.1% 依沙吖啶　　　B. 3% 过氧化氢　　　　　C. 1 ：5000 高锰酸钾

D. 10% 氢氧化钠　　　　E. 2% 碳酸氢钠

3. 引起夏季（5～8月）腹泻的常见病原体（　　　）

A. 致病性大肠埃希菌　　B. 金黄色葡萄球菌　　　C. 轮状病毒

D. 柯萨奇病毒　　　　　E. 痢疾杆菌

4. 患儿男3个月，母乳喂养。腹泻2个月，大便3～6次/d，稀糊状，无脓血。食欲好，面有湿疹，体重5.6kg。诊断最可能是（　　　）

A. 迁延性腹泻　　　　　B. 慢性腹泻　　　　　C. 生理性腹泻

D. 饮食性腹泻　　　　　E. 感染性腹泻

5. 引起小儿秋冬季腹泻的病原体主要是（　　　）

A. 埃可病毒　　　　　　B. 真菌　　　　　　　C. 腺病毒

D. 轮状病毒　　　　　　E. 大肠埃希菌

6. 重型腹泻与轻型腹泻的主要区别是（　　　）

A. 发热　　　　　　　　B. 食欲低下，呕吐　　C. 有水、电解质紊乱

D. 粪便水分很多　　　　E. 每月大便10余次

7. 轮状病毒肠炎所致腹泻临床特点不包括（　　　）

A. 多发生在秋、冬季　　　　　　B. 常伴上呼吸道感染症状

C. 常伴腹痛、里急后重　　　　　D. 全身感染中毒症状不明显

E. 大便无腥臭味

8. 患儿，7个月。腹泻2d，稀水便，每天5～6次，呕吐2次，医生建议口服补液。口服补液盐的喂养方法是（　　　）

A. 少量多次　　　　　　　　　　B. 1次全量

C. 配制后再加糖，保证能量　　　D. 服用期间不能饮水

E. 按2：1（水）稀释

9. 低渗性脱水伴休克，需迅速补充血容量，宜选用下列哪种液体？（　　　）

A. 2：1等张液　　　B. 2：3：1溶液　　　C. 10%葡萄糖溶液

D. 5%碳酸氢钠　　　E. 0.9%氯化钠溶液

10. 关于轮状病毒肠炎的临床表现正确的是（　　　）

A. 多发生在气温较高的季节　　　B. 2岁以上婴儿多见

C. 黏液脓血便　　　　　　　　　D. 大便中含大量白细胞

E. 大便无腥臭味

11.10 月龄患儿患病毒性肠炎入院，不宜进食的食物是（　　）

A. 母乳　　　　　　　B. 纯牛乳　　　　　　C. 发酵乳

D. 去乳糖配方乳　　　E. 豆制代乳品

12.1 岁肺炎小儿治疗 3 周后，口腔黏膜上出现点状灰白色乳凝块样物质，无全身不适，无局部疼痛。应考虑为（　　）

A. 维生素 C 缺乏　　　B. 鹅口疮　　　　　　C. 疱疹性口炎

D. 疱疹性咽峡炎　　　E. 溃疡性口腔炎

13. 患儿女，9 个月。母乳喂养，腹泻 2d，稀水便，每日 5～6 次，护士正确的饮食指导是（　　）

A. 禁食 4～6h　　　　　　　　　　B. 继续添加辅食

C. 继续母乳喂养　　　　　　　　　D. 给予高营养富有热量的饮食

E. 口服补液期间患儿不能饮水

14. 患儿女，3 岁。半年来"感冒"反复发作，家长多次自行给予"阿司匹林""头孢拉定""阿莫西林""罗红霉素"等药物治疗。5d 前患金黄色葡萄球菌肠炎入院。出院时护士对家长进行健康指导应特别强调（　　）

A. 合理喂养　　　　　B. 注意饮食卫生　　　C. 多进行户外活动

D. 注意儿童个人卫生　E. 滥用抗生素的严重后果

15. 患儿男，6 个月。因间歇发热、咳嗽半个月，拟诊"支气管炎"，给予口服"头孢拉定"治疗。近 2 天发现口腔有白色点片状乳凝乳状样物，不易拭去。护士在为患儿进行口腔护理时，宜选择的溶液是（　　）

A. 来苏水　　　　　　B. 生理盐水　　　　　C. 0.1% 利凡诺

D. 2% 碳酸氢钠　　　 E. 3% 过氧化氢

16. 患儿 7 个月，腹泻。排黄绿色稀水便 2 d，每日 4～5 次，精神状态好。为预防脱水给口服补液盐（ORS），其张力是（　　）

A. 1/5 张　　　　　　B. 1/4 张　　　　　　C. 1/3 张

D. 1/2 张　　　　　　E. 2/3 张

17. 婴儿腹泻伴有低渗性脱水，第一天补液应选择含钠液是（　　）

A. 1/4 张　　　　　　B. 1/3 张　　　　　　C. 1/2 张

D. 2/3 张　　　　　　E. 等张

18. 患儿女，体重 6kg，中度脱水，血清钠 135mmol／L，第 1 天补液量为（　　）

A. 600～720ml   B. 720～900ml   C. 900～1000ml

D. 1000～1100ml   E. 1100～1200ml

19. 婴儿腹泻伴有重度脱水时需要补充血容量，最好选用的含钠液是（   ）

A. 1/3 张   B. 1/2 张   C. 2/3 张

D. 等张   E. 高张

20. 8 个月婴儿，因重型婴儿腹泻入院，经输液 6 小时后开始排尿。脱水情况有所好转，但又出现精神萎靡，四肢无力，心音低钝，腹胀。经进一步检查，确诊为低钾血症。在使用氯化钾纠正钾时，应稀释成何种浓度进行静脉点滴（   ）

A. 0.15%～0.3%   B. 0.4%～0.6%   C. 0.8%～1%

D. 1%～1.5%   E. 1.5%～3%

21. 患儿男，1 岁 6 个月，患小儿腹泻来诊。家长的哪项表述提示护士需要进一步对家长进行健康教育（   ）

A. "我会适当减少给孩子的食物量"

B. "我会让孩子一次少吃一点"

C. "我会多给孩子吃点脂肪丰富食物"

D. "我会给孩子用吸水性强的纸尿布"

E. "孩子每次大便后我会用温水帮孩子洗臀部"

22. 婴儿腹泻经第 1 天补液后脱水症状改善，第 2 天的处理是（   ）

A. 停止补液，恢复正常饮食   B. 补充累积损失量＋生理需要量

C. 补充累积损失量＋继续损失量   D. 补充继续损失量＋生理需要量

E. 补充生理需要量＋钾离子溶液

23. 患儿，1 岁。腹泻 7d，每日大便 20 余次，现意识不清，血压下降，无尿，血清钠 120mmol/L。诊断为重度低渗性脱水。补液时应首先给予（   ）

A. 2：1 液（等张）   B. 2：3：1 液（1/2 张）

C. 10% 葡萄糖溶液   D. 5% 葡萄糖溶液

E. 0.9% 氯化钠溶液

24. 患儿，2 岁。腹泻 5d，中度等渗性脱水，经补液治疗已排尿，遵医嘱补钾时，400ml 溶液中最多可加入 10% 氯化钾（   ）

A. 6ml   B. 8ml   C. 10ml

D. 12ml   E. 14ml

25. 小儿，10个月。呕吐、腹泻3d，大便10～12次/d，稀水便，精神弱，脱水征明显。在补充累积损失过程中小儿出现无力、心音低钝、腹胀、肠鸣音弱，首先应考虑（   ）

A. 低血钙症   B. 高钾血症   C. 低血糖

D. 低钾血症   E. 低血镁症

26. 患者，女性，腹泻2d，来院时精神差，口唇樱红，呼吸深快，呼气有酮味。考虑（   ）

A. 呼吸性酸中毒   B. 呼吸性碱中毒   C. 代谢性酸中毒

D. 代谢性碱中毒   E. 混合性碱中毒

27. 患儿，男性，8个月。因腹泻3d入院。患病以来进食少，呕吐频繁，精神萎靡，前囟凹陷，尿量明显减少，皮肤弹性差，腹胀，肠鸣音减弱，心率快，心音低钝。该患儿可能并发（   ）

A. 重度脱水伴低钠血症   B. 中度脱水伴低钾血症

C. 重度脱水伴低钾血症   D. 中度脱水伴低钠血症

E. 中度脱水伴高钾血症

（二）以下提供若干个案例，每个案例有若干个考题，请根据提供的信息，在每题的 A. B. C. D. E 五个备选答案中选择一个最佳答案。（A3/ A4 型题）

（28～31题共用题干）

患儿男，11个月。呕吐、腹泻3d住院。大便10～15次/d，蛋花汤样，伴呕吐3～4次，4h无尿，皮肤弹性差，肢端凉，血压下降。大便镜检偶见白细胞。血清钠：115mmol/L。

28. 护士考虑该患儿腹泻的病原体最可能（   ）

A. 痢疾杆菌   B. 轮状病毒   C. 产毒性大肠埃希菌

D. 侵袭性大肠埃希菌   E. 白色念珠菌

29. 护士判断该患儿腹泻的脱水程度是（   ）

A. 无脱水   B. 轻度脱水   C. 中度脱水

D. 重度脱水   E. 极重度脱水

30. 根据脱水程度，首选的治疗方案是（   ）

A. 口服补液

B. 血浆 100ml 静脉滴注

C. 2：1 等张含钠液 20ml/kg 快速滴注

D. 1/3 张含钠液 60ml/kg 快速滴注

E. 2/3 张含钠液 120ml/kg，12h 滴注

31. 经治疗后患儿脱水、酸中毒明显好转，突然发生惊厥，最可能的原因是（　　）

　　A. 低钙血症　　　　　B. 低镁血症　　　　　C. 低钠血症

　　D. 低钾血症　　　　　E. 低血糖

（32～34 题共用题干）

患儿，1 岁，呕吐腹泻 5d，一天来尿量极少。查体：精神萎靡，前囟及眼窝极度凹陷，皮肤弹性差，四肢发凉，脉细弱，血清钠 125mmol/L。

32. 护士判断该患儿的脱水性质是（　　　　）

　　A. 中度低渗性脱水　　B. 重度低渗性脱水　　C. 中度等渗性脱水

　　D. 重度等渗性脱水　　E. 中度高渗性脱水

33. 根据患儿脱水程度和性质，首选的液体（　　　　）

　　A. 2：1 等张含钠液　　B. 1/2 张含钠液　　　C. 1/3 张含钠液

　　D. 1/4 张含钠液　　　 E. 1/5 张含钠液

34. 补充完上述液体之后应继续补充的液体（　　　　）

　　A. 2：1 等张含钠液　　B. 2/3 张含钠液　　　C. 1/4 张含钠液

　　D. 1/5 张含钠液　　　 E. 等张碳酸氢钠液

（35～38 题共用题干）

患儿女，11 个月，腹泻 3 天，大便为蛋花汤样带黏液，无腥臭味；无尿 8h，眼窝凹陷极明显；血钠 125mmol/L，诊断为小儿秋季腹泻。

35. 该患儿感染的病原体主要是（　　　　）

　　A. 变形杆菌　　　　　B. 科萨奇病毒　　　　C. 轮状病毒

　　D. 金黄色葡萄球菌　　E. 致病性大肠埃希菌

36. 患儿脱水的程度和性质是（　　　　）

　　A. 中度低渗性脱水　　B. 中度等渗性脱水　　C. 重度等渗性脱水

　　D. 重度低渗性脱水　　E. 重度高渗性脱水

37. 护士晨起观察到患儿出现四肢厥冷、脉弱、血压下降的情况，提示可能出现了（　　　　）

A. 贫血   B. 休克   C. 低钾血症

D. 低钙血症   E. 继发感染

38. 首要的处理措施是（   ）

A. 利尿   B. 记出入量   C. 静脉补液

D. 限制饮食   E. 应用抗生素

二、名词解释

1. 鹅口疮

2. 低渗性脱水

3. 生理性腹泻

4. 口服补液盐

三、填空题

1. 小儿腹泻，病毒感染多为_____，细菌感染以_____多见。

2. 腹泻按病程分型，急性_____以内，迁延性_____，慢性_____。

3. 脱水依程度分为_____、_____、_____。

4. 腹泻患儿补液的总量包括_____、_____、_____。

5. 小儿腹泻患儿在静脉补液实施过程中正确掌握"三定"，即_____、_____、_____；"三先"，即_____、_____、_____。

四、简答题和问答题

1. 试述小儿静脉补钾的原则？

2. 轮状病毒肠炎的临床特征有哪些？

五、病案分析题

患儿，男，9个月，腹泻、呕吐2d，8h无尿。大便每日近20次，量多呈蛋花汤样，呕吐较为频繁，为胃内容物。查体：体温38.2℃，BP70/50mmHg，体重8kg，嗜睡，呼吸深长，皮肤弹性差，前囟及眼窝深陷，口唇干燥。心率150次/分，心音低钝，腹胀，肠鸣音弱，四肢凉，有花纹，脉细弱。大便常规：白细胞0～3个/HP。血生化：钠135mmol/L，钾3.0mmol/L。

问题1：判断脱水程度和性质；2：根据患儿目前的身心状况，列出三个主要护理诊断；3：第一天补液总量如何计算，首选哪种种液体？如需补钾，在300ml 5%葡萄糖溶液中最多可以加入多少10%氯化钾？

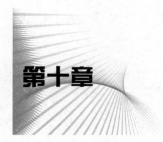

第十章

呼吸系统疾病患儿的护理

学习内容提炼，涵盖重点考点

一、小儿呼吸系统解剖生理特点

1. 解剖特点

呼吸系统以环状软骨为界划分为上、下呼吸道。

（1）上呼吸道：婴幼儿鼻腔相对短小，无鼻毛，后鼻道狭窄，黏膜柔嫩，血管丰富，因而易受感染；婴幼儿咽鼓管较宽、短、直，呈水平位，故鼻咽炎时易致中耳炎；腭扁桃体至 4 ～ 10 岁时发育达高峰，因此扁桃体炎常见于年长儿；小儿喉部呈漏斗形，相对狭窄，软骨柔软，黏膜柔嫩，富有血管及淋巴组织，故炎症时易发生充血、水肿，引起声音嘶哑和吸气性呼吸困难。

（2）下呼吸道：婴幼儿气管、支气管相对狭窄；软骨柔软，缺乏弹力组织，支撑作用弱；黏膜血管丰富，黏液腺分泌不足，气道较干燥，纤毛运动差，清除能力弱。右侧支气管粗短，为气管的直接延伸，因此异物易进入右侧支气管，引起右侧肺不张或肺气肿。小儿肺的弹力纤维发育差，血管丰富，间质发育旺盛，肺泡数量较少，使肺含血量多而含气量少，故易于感染。

2. 生理特点

年龄越小，呼吸频率越快（★表 10-1）；新生儿和婴儿肋骨呈水平位，呼吸肌发育不全，呈腹膈式呼吸。2 岁后出现胸腹式呼吸；小儿肺活量、潮气量、每分钟通气量及气体弥散量均较成人小，而气道阻力较成人大，故各项呼吸功能的储备能力均较低，当患呼吸道疾病时易发生呼吸功能不全。

3. 免疫特点

小儿呼吸道的非特异性和特异性免疫功能均较差。分泌型 IgA（SIgA）含量低，故易患呼吸道感染。

表 10-1　不同年龄小儿呼吸、脉搏（心率）正常值（次 /min）*

年龄	呼吸	脉搏（心率）	呼吸：脉搏
新生儿	40～50	120～140	1：3
1岁以下	30～40	110～130	1：3～1：4
2～3岁	25～30	100～120	1：3～1：4
4～7岁	20～25	80～100	1：4
8～14岁	18～20	70～90	1：4

二、急性上呼吸道感染

1. 疾病概述

（1）病原体：90% 以上由病毒引起；少数由细菌引起，以溶血性链球菌最常见。

（2）临床表现：年长儿症状较轻，以局部症状为主；婴幼儿较重，以全身症状为主。

1）一般类型上感：全身症状有发热、畏寒、头痛、烦躁不安、食欲减退、乏力、全身酸痛等，可伴有呕吐、腹泻、腹痛，甚至高热惊厥；局部症状有打喷嚏、流涕、鼻塞、咽部不适、咽痛、咳嗽等；体检可见咽部充血，扁桃体肿大，颌下淋巴结肿大、触痛。

2）两种特殊类型上感：疱疹性咽峡炎由柯萨奇 A 组病毒引起，主要临床表现有发热、咽充血、咽部有小疱疹（周围有红晕）；咽结合膜热由腺病毒引起，主要临床表现有发热、咽充血、眼结膜充血。

3）并发症：炎症波及邻近器官或向下蔓延，可并发中耳炎、鼻窦炎、咽后壁脓肿、颈淋巴结炎、喉炎、气管炎、支气管炎、肺炎等；某些病毒感染可并发心肌炎、脑膜脑炎等；年长儿链球菌感染可并发急性肾炎、风湿热等。

（3）治疗原则：以支持疗法和对症治疗为主。注意休息，多饮水，呼吸道隔离，预防并发症；高热者给予物理或药物降温，惊厥者镇静、止惊；确诊为溶血性链球菌感染或既往有肾炎、风湿热病史者，应用青霉素

10 ～ 14d。

2. 护理

（1）维持室温 18 ～ 22℃，湿度 50% ～ 60%；鼓励患儿多饮温开水，给予易消化、富含维生素的清淡饮食；鼻塞严重时可用 0.5% 麻黄素液滴鼻。

（2）密切观察体温变化，警惕高热惊厥的发生。每 4h 测量 1 次，当体温超过 38.5℃时给予物理降温，如头部冷敷或枕冰袋、腋下及腹股沟处置冰袋、温水擦浴、30% ～ 50% 乙醇擦浴、冷盐水灌肠等；发现有兴奋、烦躁、惊跳等惊厥先兆时及时按医嘱给予地西泮等镇静剂。

（3）健康教育：居室要经常通风，保持空气清新；加强体格锻炼，多进行户外活动，以增强体质，但在呼吸道疾病流行期间，应避免去人多拥挤的公共场所；集体儿童机构中如有上感流行趋势，应早期隔离患儿，室内用食醋熏蒸法消毒；气候变化时及时增减衣服，避免过冷或过热；鼓励母乳喂养，及时添加辅食，积极防治佝偻病、营养不良、贫血等疾病，按时预防接种。

三、急性支气管炎

1. 疾病概述

（1）凡能引起上呼吸道感染的病原体均可引起支气管炎。

（2）大多先有上呼吸道感染的症状，初为干咳，以后有痰。婴幼儿全身症状明显，常有发热、乏力、纳差、呕吐、腹胀、腹泻等症状。体检肺部呼吸音粗，可闻及不固定的散在的干、湿啰音。

（3）哮喘性支气管炎又称喘息性支气管炎，以喘息为突出表现。主要特点：①多见于有湿疹或其他过敏史的婴幼儿；②呼气性呼吸困难伴喘息和呼气延长，类似哮喘，肺部叩诊呈鼓音，听诊两肺布满哮鸣音及少量粗湿啰音；③有反复发作倾向，一般随年龄增长而发作渐少，多数于学龄期痊愈，少数可发展为支气管哮喘。

2. 护理

保持室内空气新鲜，室温 18 ～ 22℃，湿度 55% ～ 65%；鼓励患儿多饮水，使痰液稀释易于排出；经常更换体位及拍背，指导并鼓励患儿有效咳嗽，以利于痰液排出，促进炎症消散；给予超声雾化吸入，以湿化气道，消除炎症，促进排痰；遵医嘱使用止咳祛痰剂、平喘剂、抗生素。

四、小儿肺炎

1.疾病概述

（1）小儿肺炎以支气管肺炎最常见，病原体主要为病毒和细菌，病毒中以呼吸道合胞病毒最多见，细菌中以肺炎链球菌最多见。按病情轻重分为轻症肺炎（以呼吸系统表现为主，其他系统无或仅轻微受累）和重症肺炎（除呼吸系统表现外，其他系统也受累，且全身中毒症状明显）；按病程分为急性肺炎（<1 个月）、迁延性肺炎（1～3 个月）和慢性肺炎（>3 个月）。

（2）临床以发热、咳嗽、气促、肺部闻及固定中、细湿啰音为主要表现。缺氧、二氧化碳潴留及病原体毒素共同引起各系统改变致重症肺炎：①混合性酸中毒（呼酸＋代酸）；②心力衰竭（肺动脉高压＋中毒性心肌炎诱发）；③脑水肿、中毒性脑病、颅内压增高；④中毒性肠麻痹、消化道出血。小儿肺炎最常合并心力衰竭，主要表现为：①心率突然增快，婴儿 >180 次 /min，幼儿 >160 次 /min；心音低钝或出现奔马律；②呼吸困难、青紫突然加重，呼吸增快 >60 次 /min；③肝脏在短期内较前迅速增大 1.5cm 以上或在肋下 3cm 以上；④出现明显发绀，面色苍白、发灰，指端发凉，指（趾）甲微血管再充盈时间延长，尿量减少或无尿等。若中毒症状、呼吸困难突然加重，体温持续不退或退而复升，应考虑脓胸、脓气胸、肺大疱等并发症，其中以金黄色葡萄球菌肺炎最多见。

（3）★几种不同病原体所致肺炎的特点：见表 10-2。

表 10-2　几种不同病原体所致肺炎的临床特点★

	金黄色葡萄球菌肺炎	呼吸道合胞病毒肺炎	腺病毒肺炎	肺炎支原体肺炎
好发年龄	新生儿及婴幼儿	<2岁，2～6个月多见	6个月至2岁	婴幼儿及学龄儿
临床表现	起病急，进展快，中毒症状重；多呈弛张热，常见猩红热或荨麻疹样皮疹，易并发脓胸、脓气胸、肺大疱	起病急，干咳，低中度发热或无热，喘憋为突出表现，有呼气性呼吸困难及缺氧症状，临床有喘憋性肺炎和毛细支气管炎两种类型	起病急，中毒症状重，多呈稽留高热，咳嗽剧、频，喘憋，呼吸困难，发绀等	起病缓，中毒症状不重，刺激性干咳为突出表现，有的酷似百日咳，发热1～3周，部分有多系统受累表现
肺部体征	出现早，两肺可听到中、细湿啰音	以哮鸣音、呼气性喘鸣为主，可听到细湿啰音	出现晚，于发热4～5d后出现湿啰音	不明显，少数可听到干、湿啰音
胸部X线	小片状浸润阴影，迅速出现肺脓肿、脓胸、脓气胸和肺大疱	小点片状、斑片状阴影，不同程度肺气肿及支气管周围炎	较肺部体征早，大小不等片状阴影或融合成大病灶，肺气肿多见	肺门阴影增浓、支气管肺炎改变、间质性肺炎改变、均一实变影4种改变

（4）胸部 X 线示大小不等斑片状阴影，可融合成片，以双肺下野、中内带及心膈区居多。

（5）治疗原则：控制感染为主要措施，肺炎链球菌肺炎抗生素首选青霉素，支原体肺炎首选红霉素，金葡菌肺炎选用苯唑西林。抗生素使用原则为：①早期、联合、足量、足疗程，重症患儿宜静脉给药；②应用至体温正常后 5 ～ 7d，临床症状消失后 3d。

2. 护理

（1）改善呼吸功能：①嘱患儿卧床休息，取半卧位，或抬高床头 30°～ 60°，保持安静，各种操作集中进行，尽量避免哭闹，以减少氧消耗。②出现呼吸困难、喘憋、口唇发绀、烦躁不安、面色苍白等低氧血症表现时，应立即给氧。一般用鼻前庭导管给氧，氧流量为 0.5 ～ 1L/min，氧浓度不超过 40%；缺氧明显者宜用面罩给氧，氧流量为 2 ～ 4L/min，氧浓度为 50%～ 60%。③按医嘱使用抗生素治疗肺部炎症，以改善通气。

（2）保持呼吸道通畅：①保持病室空气新鲜，温、湿度适宜；②给予易消化、营养丰富的流质、半流质饮食，少量多餐，避免过饱影响呼吸；③指导和鼓励患儿进行有效咳嗽，翻身拍背，以利痰液排出；④根据病情或病变部位进行体位引流；⑤及时清除呼吸道分泌物。

（3）降低体温：当体温超过 38.5℃时给予物理降温。

（4）*密切观察病情，防治并发症：①若患儿出现烦躁不安、面色苍白、呼吸增快 >60 次 /min、心率增快 >160 ～ 180 次 /min、心音低钝或奔马律、肝脏在短时间内急剧增大时，应考虑合并心力衰竭，遵医嘱立即给予西地兰等快速洋地黄制剂，可加用快速强效利尿剂如呋塞米，给予吸氧，输液时液体量宜控制在每日 60 ～ 80ml/kg，张力为 1/5，速度控制在每小时 3 ～ 5ml/kg；②若患儿咳粉红色泡沫痰为肺水肿的表现，应吸入 20%～ 30% 乙醇湿化的氧气，每次吸入时间不宜超过 20min；③若患儿出现烦躁、嗜睡、惊厥、昏迷、呼吸不规则、肌张力增高等表现，应考虑脑水肿、中毒性脑病的可能；④若患儿出现明显腹胀、肠鸣音减弱或消失，应考虑中毒性肠麻痹，应立即给予禁食、胃肠减压；⑤若患儿病情突然加重，体温持续不退或退而复升，出现剧烈咳嗽、明显呼吸困难、烦躁不安、胸痛、面色青紫及患侧呼吸运动受限、触觉语颤和呼吸音减弱等，提示并发脓胸或脓气胸，应及时配合医生进行胸穿或胸腔闭式引流。

五、急性感染性喉炎

1. 疾病概述

（1）急性感染性喉炎为喉部黏膜急性弥漫性炎症，起病急，症状重，可有不同程度的发热、犬吠样咳嗽、声音嘶哑、吸气性喉鸣和三凹征，一般白天症状轻，入睡后加重。严重者迅速出现烦躁不安、吸气性呼吸困难、青紫、心率加快等缺氧症状。体检可见咽部充血，间接喉镜检查可见咽部和声带充血、水肿。*按吸气性呼吸困难轻重，将喉梗阻分4度：①Ⅰ度：于活动后出现呼吸困难；②Ⅱ度：安静时出现呼吸困难，心率加快；③Ⅲ度：出现明显缺氧，呼吸音减弱，心音低钝；④Ⅳ度：有意识障碍，呼吸音消失，心音低钝，心律不齐。

（2）气管切开指征：严重缺氧或Ⅲ度以上喉梗阻。

2. 护理

（1）主要护理诊断：低效性呼吸形态（与喉头水肿有关）。

（2）护理措施：①改善呼吸功能，保持呼吸道通畅：保持室内空气新鲜，温湿度适宜，置患儿舒适体位，及时吸氧，保持安静，给予糖皮质激素雾化吸入，及时清除呼吸道分泌物；②严密观察病情变化：观察患儿的呼吸、心率、精神状态、呼吸困难的程度，做好气管切开的准备，以备急救；③保证营养和水分：耐心喂养，避免呛咳，必要时行静脉补液。

六、小儿气管异物

1. 疾病概述

（1）病因：儿童多在进食或口含物品时，因说话、哭、笑、跌倒等原因不慎将异物误吸入气管和支气管，多见于5岁以下小儿。

（2）临床表现：异物进入气管和支气管，即发生呛咳、喘憋、面色青紫和呼吸困难。

阵发性、痉挛性咳嗽是气管、支气管异物的一个典型症状。支气管镜检查能直接发现管腔内异物。

（3）治疗原则：及时取出异物，内镜下取出异物是唯一有效的方法。

2.护理

（1）主要护理诊断：有窒息的危险（与气管、支气管内异物有关）。

（2）护理措施：①减少患儿哭闹，防止异物变位导致急性喉梗阻；②做好经气管取异物的准备，告知患儿术前需禁食 6～8h，吃奶的婴儿为 4h；③术后护理：内镜检查取出异物后，患儿需在 4h 后方可进食。

模拟试题测试，提升应试能力

一、选择题

（一）以下每一道考题下面有 A．B．C．D．E 五个备选答案。请从中选择一个最佳答案。（A1 /A2 型题）

1. 4～7 岁小儿呼吸频率为（　　　　）

A. 40～45 次 /min 　　　　B. 30～40 次 /min 　　　　C. 25～30 次 /min

D. 20～25 次 /min 　　　　E. 18～20 次 /min

2. 小儿急性上呼吸道感染的主要病原体是（　　　　）

A. 细菌 　　　　　　　　B. 病毒 　　　　　　　　C. 支原体

D. 衣原体 　　　　　　　E. 真菌

3. 疱疹性咽峡炎的主要临床特点是（　　　　）

A. 发热 　　　　　　　　B. 头痛 　　　　　　　　C. 咽部充血，有疱疹

D. 乏力 　　　　　　　　E. 食欲差

4. 引起细菌性扁桃体炎的常见病原体是（　　　　）

A. 溶血性链球菌 　　　　B. 流感嗜血杆菌 　　　　C. 肺炎链球菌

D. 葡萄球菌 　　　　　　E. 克雷白杆菌

5. 支气管肺炎最常见病原体是（　　　　）

A. 金黄色葡萄球菌 　　　B. 溶血性链球菌 　　　　C. 肺炎链球菌

D. 流感杆菌 　　　　　　E. 厌氧菌

6. 治疗支原体肺炎的首选抗生素是（　　　　）

A. 磺胺类 　　　　　　　B. β- 内酰胺类 　　　　　C. 氨基糖苷类

D. 喹诺酮类 　　　　　　E. 大环内酯类

7. 小儿肺炎合并心衰时，下列哪项不对（　　　　）

A. 呼吸困难加重 　　　　B. 心率 160 次 /min 　　　C. 心音增强

D. 肝脏迅速增大　　　　　E. 面色苍白

8. 婴幼儿肺炎合并脓胸时，应首选给予（　　　）

A. 外科手术　　　　　　　B. 中药治疗　　　　　　C. 对症治疗

D. 胸腔穿刺排脓　　　　　E. 大剂量抗生素静脉滴注

9. 重症肺炎发生严重腹胀大多因为（　　　）

A. 低钠血症　　　　　　　B. 低钾血症　　　　　　C. 消化不良

D. 中毒性肠麻痹　　　　　E. 肠坏死

10. 三凹征的呼吸类型属于（　　　）

A. 深度呼吸　　　　　　　B. 潮式呼吸　　　　　　C. 吸气性呼吸困难

D. 呼气性呼吸困难　　　　E. 混合性呼吸困难

11. WHO 推荐 4 种肺炎抗感染第一线抗生素，首选（　　　）

A. 复方磺胺异恶唑　　　　B. 氨苄西林　　　　　　C. 青霉素

D. 阿莫西林　　　　　　　E. 庆大霉素

12. 小儿肺炎并发心力衰竭主要是由于（　　　）

A. 循环充血和高血压

B. 肺动脉高压和中毒性心肌炎

C. 心率过快

D. 弥散性血管内凝血

E. 亚急性细菌性心内膜炎

13. 小儿肺炎引起全身各系统病理变化的关键是（　　　）

A. 组织破坏　　　　　　　B. 机体免疫功能低下　　C. 毒素作用

D. 缺氧、二氧化碳潴留　　E. 弥散性血管内凝血

14. 小儿肺炎的四大主征不包括下列哪项（　　　）

A. 发热　　　　　　　　　B. 咳嗽　　　　　　　　C. 气促

D. 呼吸困难　　　　　　　E. 肺部闻及不固定的中细湿啰音

15. 支气管肺炎的肺部典型特征是（　　　）

A. 粗湿啰音　　　　　　　B. 哮鸣音　　　　　　　C. 不固定细湿啰音

D. 呼吸音粗糙　　　　　　E. 干性啰音

16. 关于急性感染性喉炎的症状，下列哪项是错误的（　　　）

A. 声嘶　　　　　　　　　B. 喉鸣　　　　　　　　C. 三凹征

D. 犬吠样咳嗽　　　　　　E. 呼气性呼吸困难

17. 健康指导中以做好家庭护理为主的疾病是（　　　）

A. 急性上感　　　　　　B. 喘息性支气管炎　　　C. 轻型肺炎

D. 重型肺炎　　　　　　E. 支气管哮喘

18. 预防急性上呼吸道感染最重要的措施是（　　　）

A. 母乳喂养　　　　　　B. 避免着凉　　　　　　C. 加强保护性隔离

D. 加强体格锻炼　　　　E. 积极治疗各种慢性疾病

19. 支气管肺炎与支气管炎的主要区别点是有无（　　　）

A. 发热　　　　　　　　B. 咳嗽　　　　　　　　C. 呼吸困难

D. 肺部固定细湿啰音　　E. 青紫

20. 婴幼儿易患呼吸道感染，主要缺乏的免疫球蛋白是（　　　）

A. IgA　　　　　　　　B. IgD　　　　　　　　C. IgE

D. IgG　　　　　　　　E. SIgA

21. 小儿慢性肺炎的病程为（　　　）

A. 1个月以上　　　　　B. 2个月以上　　　　　C. 3个月以上

D. 4个月以上　　　　　E. 5个月以上

22. 在肺炎治疗过程中，下列情况应考虑有并发症的可能，除外的是（　　　）

A. 咳嗽加重　　　　　　B. 体温持续不退　　　　C. 体温退后又复升

D. 全身中毒症状加重　　E. 呼吸困难忽然加重

23. 肺炎患儿宜采取的体位是（　　　）

A. 平卧位　　　　　　　B. 半卧位　　　　　　　C. 左侧卧位

D. 去枕仰卧位　　　　　E. 中凹位

24. 6个月男婴，2d来弛张热、咳嗽、精神萎靡、纳差，周围血白细胞26×10⁹/L，查体见烦躁不安、气促，皮肤可见猩红热样皮疹，两肺可闻中小湿啰音，最可能诊断为（　　　）

A. 腺病毒肺炎　　　　　B. 肺炎支原体肺炎　　　C. 金黄色葡萄球菌肺炎

D. 肺炎链球菌肺炎　　　E. 呼吸道合胞体病毒肺炎

25. 患儿男，3岁，进食豆粒时不慎呛咳，随即出现呼吸困难，面色发绀，神志不清。护士应采取的措施是（　　　）

A. 给予吸氧　　　　　　　　　　　　B. 人工呼吸

C. 用吸痰器清理呼吸道　　　　　　　D. 将患儿平卧，头偏向一侧

E. 做好协助气管取异物的准备

26. 6个月患儿，发热、咳嗽4d，查体：呼吸70次/min，心率180次/min，三凹征（+），两肺有散在中小湿啰音，肝肋下3.5cm，应考虑为（　　）

A. 急性上呼吸道感染　　　　　　　　B. 急性支气管炎

C. 支气管肺炎　　　　　　　　　　　D. 支气管肺炎合并心力衰竭

E. 病毒性心肌炎

27. 8个月室间隔缺损患儿，3d前开始出现发热、咳嗽，鼻翼扇动，口周发绀，呼吸增快，肺部有细小湿啰音。其最可能的并发症是（　　）

A. 上呼吸道感染　　　　B. 脑血栓　　　　　C. 心内膜炎

D. 肺炎　　　　　　　　E. 肺出血

28. 患儿女，15个月。因细菌性肺炎入院，目前患儿烦躁不安、呼吸困难。医嘱：吸氧。适宜该患儿的吸氧方式为（　　）

A. 单侧鼻导管法　　　　B. 面罩法　　　　　C. 鼻塞法

D. 漏斗法　　　　　　　E. 头罩法

（二）以下提供若干个案例，每个案例有若干个考题，请根据提供的信息，在每题的A. B. C. D. E五个备选答案中选择一个最佳答案。（A3/ A4型题）

（29～31题共用题干）

8个月支气管肺炎患儿，在护理过程中突然烦躁不安，喘憋加重，查体：呼吸65次/min，心率182次/min，心音低钝，有奔马律，两肺细湿啰音增多，肝脏较前增大1.5cm。

29. 患儿最可能并发（　　）

A. 脓胸　　　　　　　　B. 脓气胸　　　　　C. 肺大疱

D. 中毒性肠麻痹　　　　E. 急性心力衰竭

30. 根据以上病情，最有效的应急护理措施是（　　）

A. 吸氧　　　　　　　　B. 吸痰，畅通呼吸道　C. 使用快速洋地黄制剂

D. 使用快速利尿剂　　　E. 使用降压药

31. 在护理上，下列哪项不妥（　　）

A. 病室空气新鲜，保持安静　　　　　B. 头高位或半卧位

C. 及时吸痰，保持呼吸道通畅　　　　D. 不能喂乳、喂水，以防肺水肿

E. 监测呼吸、心率

（32～35题共用题干）

患儿，男，1岁，发热、咳嗽2d。查体：T 39℃，精神萎靡，呼吸稍快，两肺呼吸音粗，可闻少量固定细湿啰音，临床诊断为支气管肺炎。

32. 该患儿的主要诊断依据为（ ）

A. 发热　　　　　　　B. 咳嗽　　　　　　　C. 气促

D. 精神萎靡　　　　　E. 肺部固定细湿啰音

33. 该患儿突然出现抽搐，意识不清，瞳孔对光反应迟钝，在止惊的同时，应采取的主要措施为（ ）

A. 补充钙剂　　　　　　　　　　B. 静脉滴注甘露醇

C. 静脉滴注肾上腺皮质激素　　　D. 给氧

E. 降温

34. 经急救处理病情稳定后，该患儿应选的检查为（ ）

A. 测定血清钙　　　　B. 测定血清钠　　　　C. 腰穿做脑脊液检查

D. 做心电图检查　　　E. 测定血清镁

35. 脑脊液检查发现除压力增高外，常规及生化均正常，血生化未见异常。导致抽搐最可能的原因为（ ）

A. 并发化脓性脑膜炎　　B. 中毒性脑病　　　　C. 癫痫

D. 佝偻病性手足搐搦症　E. 低血糖

二、名词解释

1. 咽结合膜热

2. 支气管肺炎

三、填空题

1. 婴幼儿咽鼓管较_____、_____、_____，呈_____，故鼻咽炎时易致_____。

2. 急性上呼吸道感染年长儿症状较_____，以_____为主；婴幼儿较_____，以_____为主。

3. 肺炎的四大主要表现为_____、_____、_____、_____。

4. 小儿时期肺炎以_____最常见。

5. 小儿气管、支气管异物的典型症状为_____，治疗原则是_____。

四、病例分析

患儿，男，11个月，因发热、咳嗽、气促2d入院。体检：T 39.5℃，P

152 次 /min，R 56 次 /min，鼻翼扇动，口周青紫，两肺闻及细湿啰音，心音稍钝，肝肋下 2.5cm。血常规：WBC 18×10^9/L，N 0.92，胸部 X 线检查示两肺散在斑片状阴影。

1. 该患儿应考虑患何种疾病？

2. 为该患儿提出护理诊断。

3. 护理措施包括哪些？

4. 若患儿咳出粉红色泡沫痰，应考虑什么情况？如何处理？

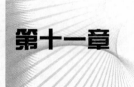

第十一章

循环系统疾病患儿的护理

学习内容提炼，涵盖重点考点

一、小儿循环系统解剖生理特点

1. 胎儿血液循环及生后的改变

（1）胎儿血液循环特点：①胎儿通过脐血管（脐动脉、脐静脉）和胎盘与母体之间以弥散方式进行营养代谢和气体交换；②动脉导管、静脉导管及卵圆孔是胎儿循环的特殊通道；③只有体循环而无有效的肺循环；④胎儿体内大多为混合血（仅脐静脉内是动脉血），供应肝、心、脑及上肢的血氧含量远比下半身高。

（2）生后的改变：①卵圆孔于生后 5 ～ 7 个月形成解剖上关闭；②动脉导管在 80% 婴儿于生后 3 ～ 4 个月、95% 婴儿于生后 1 年内形成解剖上关闭。

2. 小儿心脏、心率、血压的特点

（1）心脏形成的关键期为胚胎发育 2 ～ 8 周。

（2）小儿新陈代谢旺盛和交感神经兴奋性较高，故年龄越小心率越快。进食、活动、哭闹及发热等均使心率加快，故小儿心率和脉搏应在安静或睡眠时测量。一般体温每升高 1℃，心率增加 10 ～ 15 次 /min。不同年龄小儿心率正常平均值见第十章表 10-1。

（3）小儿血压偏低。新生儿收缩压平均 60 ～ 70mmHg（8.0 ～ 9.3kPa），1 岁时 70 ～ 80mmHg（9.3 ～ 10.7kPa）；2 岁以后按公式计算：收缩压 =（年龄 ×2+80）mmHg（或年龄 ×0.26+10.7kPa），舒张压 =2/3 收缩压；收缩压

高于或低于此标准值 20mmHg（2.6kPa），分别为高血压或低血压。正常情况下，下肢血压比上肢约高 20mmHg（2.6kPa）。

二、先天性心脏病

1. 疾病概述

先天性心脏病是小儿最常见的心脏病，发病率为 5‰～ 8‰。

（1）病因：目前认为与遗传和环境因素有关，其中孕早期的宫内病毒感染为主要因素。

（2）分类：临床上根据左、右心腔及大血管之间有无血液分流和临床有无青紫，可分为三大类（表 11-1）。

表 11-1　先天性心脏病分类

分类	常见先心病
左向右分流型（潜伏青紫型）	房间隔缺损、室间隔缺损、动脉导管未闭
右向左分流型（青紫型）	法洛四联症、大动脉错位
无分流型（无青紫型）	肺动脉狭窄、主动脉狭窄、右位心

（3）常见先天性心脏病的临床特点：见表 11-2。

表 11-2　常见先天性心脏病的临床特点*

分类		左向右分流型			右向左分流型
病名		房间隔缺损	空间隔缺损	动脉导管未闭	法洛四联症
临床表现	症状（含部分体征）	体循环血量↓：发育落后、消瘦、乏力、气促、心悸、多汗等；肺循环血量↑：肺充血，易反复呼吸道感染，甚至心力衰竭；右向左分流时出现青紫，动脉导管未闭者呈差异性青紫，可有声音嘶哑和周围血管征；并发症为呼吸道感染（如上感、支气管炎、支气管肺炎）、充血性心力衰竭、亚急性细菌性心内膜炎			青紫、蹲踞、缺氧发作、杵状指（趾）、发育落后；并发症为脑血栓、脑栓塞、脑脓肿、亚急性细菌性心内膜炎
	心脏杂音	胸骨左缘第2、3肋间闻及Ⅱ～Ⅲ级喷射性SM，传导较小	胸骨左缘第3、4肋间闻及Ⅲ～Ⅳ级粗糙的SM，传导广	胸骨左缘第2肋间闻及Ⅱ～Ⅳ级连续性机器样SM，DM，向颈部传导	胸骨左缘第2、3、4肋间闻及Ⅱ～Ⅲ级粗糙喷射性SM，向心尖传导
	震颤	无	有	有	可有
	P_2	亢进，固定分裂	亢进	亢进	减弱或消失
胸部X线	房室增大	右房、右室大	左室、右室大	左房、左室大	右室大，靴形心影
	肺动脉段	凸出	凸出	凸出	凹陷
	肺野	充血	充血	充血	清晰
	肺门"舞蹈"	有	有	有	无

1）室间隔缺损是最常见的先天性心脏畸形。

2）法洛四联症是存活婴儿中最常见的青紫型先天性心脏病：①由肺动脉狭窄、室间隔缺损、主动脉骑跨和右心室肥厚4种畸形组成，其中以肺动脉狭窄最主要。②青紫：为主要表现，其严重程度和出现早晚与肺动脉狭窄程度成正比。③蹲踞现象是一种无意识的自我缓解缺氧的保护性动作。*蹲踞时下肢动脉受压，体循环阻力增加，使右向左分流量减少；同时下肢屈曲，使静脉回心血量减少，减轻了心脏负荷，从而缺氧症状暂时得以缓解。④缺氧发作是由于在肺动脉漏斗部狭窄的基础上，突然发生该处肌肉痉挛，引起一时性肺动脉梗阻，使脑缺氧加重所致。

（4）辅助检查：超声心动图为临床首选的无创伤性确诊手段。

（5）治疗原则：①内科治疗：目的是维持患儿正常生活，安全地达到手术年龄。动脉导管未闭者可于生后1周内用吲哚美辛（消炎痛）促进导管关闭；②外科治疗：根治有赖于外科手术治疗。于学龄前期进行手术较适宜；法洛四联症患儿绝大多数于2岁时手术。左向右分流型先心病严重肺动脉高压发生艾森曼格综合征为手术禁忌证。

2. 护理

（1）建立合理的生活制度，改善缺氧：法洛四联症患儿在行走或游戏时蹲踞可缓解缺氧，应正确对待，不要强行拉起。

（2）合理喂养，保证充足营养。

（3）注意观察病情变化，防止并发症发生。①预防感染：注意保护性隔离，以免交叉感染：行拔牙、扁桃体摘除术等小手术时应给予抗生素预防感染，防止感染性心内膜炎发生；②预防心力衰竭：观察有无心率及呼吸增快、呼吸困难、端坐呼吸、水肿、肝肿大等心力衰竭表现，一旦发生，应立即置患儿于半卧位、吸氧，并通知医生，按心衰护理；③预防脑血栓：法洛四联症患儿发热、出汗及呕吐腹泻时应多饮水，供给充足液量，防止脑血栓形成；④防止缺氧发作：法洛四联症患儿因活动、哭闹、用力大便可引起缺氧发作，出现阵发性呼吸困难、昏厥、抽搐等，一旦发生应置患儿于膝胸卧位、吸氧、镇静、纠正酸中毒，并遵医嘱给予吗啡及普萘洛尔抢救治疗。

三、病毒性心肌炎

1. 疾病概述

（1）病因：主要由肠道和呼吸道病毒感染引起，以柯萨奇病毒 B_{1-6} 型最常见。

（2）临床表现：典型病例于起病前数日或 1～3 周有发热、咽痛、腹泻等上呼吸道或肠道症状，常诉疲乏无力、气促、心前区不适、胸闷、心悸、头晕等；轻症患儿可无症状，仅表现心电图异常，重症患儿可发生心源性休克、心力衰竭，甚至猝死。体检可有心脏扩大、心动过速、心律失常、第一心音低钝及奔马律，伴心包炎者可听到心包摩擦音。

（3）辅助检查：心电图检查缺乏特异性，应注意动态观察；乳酸脱氢酶（LDH）同工酶增高在心肌炎早期诊断有提示意义；心肌活检是诊断心肌炎的金标准。

（4）治疗原则：急性期应卧床休息，减轻心脏负荷；改善心肌代谢及心功能，促进心肌修复；对症治疗及抗病毒等。

2. 护理

（1）减轻心脏负荷，改善心肌功能：①休息：急性期应卧床休息至体温正常后 3～4 周，之后逐渐增加活动量，总休息时间不少于 6 个月。有心力衰竭、心脏扩大者应延长卧床时间，待心衰控制、心脏大小恢复正常后再逐渐开始活动，以不出现心悸为宜；②明显胸闷、气促、心悸患儿除卧床休息外应及时吸氧；烦躁不安者给予镇静剂；③给予高营养、易消化饮食，少量多餐，避免过饱；心衰时低盐饮食；④改善心肌营养，减轻心肌损害。

（2）密切观察病情，及时发现并处理并发症。

模拟试题测试，提升应试能力

一、选择题

（一）以下每一道考题下面有 A. B. C. D. E 五个备选答案。请从中选择一个最佳答案。（A1 /A2 型题）

1. 先天性心脏畸形主要发生在（   ）

A. 胚胎第 1 周　　　　　B. 胚胎第 2～8 周　　　C. 胚胎第 12～15 周

D. 胚胎第 15～20 周　　E. 胚胎第 20～28 周

2. 关于小儿血压及测量方法，以下提法哪项是错误的（   ）

A. 小儿血压较成人低

B. 下肢血压比上肢高

C. 舒张压为收缩压的 2/3

D. 血压与心搏出量及外周血管有关

E. 测量血压袖带的宽带应为上臂长度的 1/3

3. 95% 的小儿动脉导管解剖闭合的年龄是（　　　）

A. 3 个月　　　　　　　　B. 6 个月　　　　　　　C. 12 个月

D. 24 个月　　　　　　　E. 3 岁

4. 目前认为先天性心脏病的病因主要是（　　　）

A. 宫内细菌感染　　　　B. 胎盘早剥　　　　　　C. 宫内支原体感染

D. 母亲妊娠毒血症　　　E. 宫内病毒感染

5. 关于先心病儿童的个性心理特征表现，错误的叙述是（　　　）

A. 明显的恐惧感　　　　B. 情绪不稳　　　　　　C. 依赖心理增强

D. 性格内向　　　　　　E. 记忆力强

6. 法洛四联症患儿突然昏厥抽搐的常见原因是（　　　）

A. 长期脑缺氧　　　　　B. 合并脑血栓　　　　　C. 合并脑脓肿

D. 合并脑膜炎　　　　　E. 肺动脉漏斗部肌肉痉挛

7. 法洛四联症脑缺氧发作时，应采取的体位是（　　　）

A. 平卧位　　　　　　　B. 侧卧位　　　　　　　C. 半卧位

D. 俯卧位　　　　　　　E. 膝胸卧位

8. 法洛四联症患儿喜蹲踞主要是因为这能使（　　　）

A. 心脑供血量增加　　　B. 缓解漏斗部痉挛　　　C. 腔静脉回心血量增加

D. 休息、缓解疲劳　　　E. 增加体循环阻力、减少右向左分流血量

9. 护理青紫型先天性心脏病患儿，要注意保证入量防止脱水，其目的是
（　　　）

A. 防止心力衰竭　　　　B. 防止肾功能衰竭　　　C. 防止休克

D. 防止血栓栓塞　　　　E. 防止便秘

10. 病毒性心肌炎最常见的病原体是（　　　）

A. 风疹病毒　　　　　　B. 柯萨奇病毒 B_{1-6} 型　　C. 埃可病毒

D. 腺病毒　　　　　　　E. 流感病毒

11. 出现以下症状不符合先天性心脏病的是（　　　）

A. 发育落后、消瘦　　　B. 反复肺炎　　　　　　C. 持续青紫

D. 嗜睡　　　　　　　　E. 声音嘶哑

12. 房间隔缺损的血液动力学改变常引起（   ）

A. 左心房、左心室扩大

B. 右心房、右心室扩大

C. 右心房、右心室、左心室扩大

D. 左心房、左心室、右心室扩大

E. 左心房、右心房、右心室扩大

13. 体循环血量增多见于（   ）

A. 主动脉缩窄   B. 房间隔缺损   C. 室间隔缺损

D. 法洛四联症   E. 动脉导管未闭

14. 法洛四联症患儿病理生理改变与临床表现主要取决于（   ）

A. 病程长短   B. 患儿年龄   C. 血液黏滞度

D. 肺动脉狭窄程度   E. 主动脉骑跨与右室肥厚程度

15. 肺动脉瓣区第二心音固定分裂见于（   ）

A. 房间隔缺损   B. 肺动脉狭窄   C. 法洛四联症

D. 室间隔缺损   E. 动脉导管未闭

16. 7 个月男孩，体格检查发现胸骨左缘第 2 肋间有 Ⅱ 级收缩期杂音，P_2 稍亢进，胸部 X 线示左室、左房稍大。对该患儿最合适的处理是（   ）

A. 口服消炎痛治疗   B. 无需特殊处理   C. 立即做开胸手术治疗

D. 进行心导管介入治疗   E. 建立合理生活制度，必要时择期手术

17. 张某，男，5 岁，患有动脉导管未闭，近日拟做扁桃体切除术，为预防术后感染所采取的主要措施为（   ）

A. 术前换衣服、洗澡   B. 每次进食后漱口   C. 不进行户外活动

D. 术前用青霉素   E. 避免过劳

18. 患儿 5 岁，自幼口唇发绀，生长发育落后，活动后喜蹲踞。今晨突然发生意识障碍、惊厥，可能发生了（   ）

A. 颅内出血   B. 化脓性脑膜炎   C. 高血压脑病

D. 法洛四联症脑缺氧发作   E. 结核性脑膜炎

19. 5 岁男孩，平时无青紫，但活动后气短，易患肺炎。发育落后于同龄儿，胸骨左缘第 3、4 肋间可闻及 Ⅲ 级全收缩期杂音，P_2 亢进，考虑下列哪种疾病（   ）

A. 房间隔缺损   B. 动脉导管未闭   C. 室间隔缺损

D. 肺动脉瓣狭窄　　　　　E. 法洛四联症

20. 6 岁女孩，平日活动后气短，易患肺炎，发育落后于同年龄，胸骨左缘第 2 肋间闻及连续性机器样双期杂音，脉压差大，股动脉有枪击音，考虑下列哪种疾病（　　　）

A. 动脉导管未闭　　　　　B. 室间隔缺损　　　　　C. 房间隔缺损

D. 法洛四联症　　　　　　E. 主动脉瓣关闭不全

21. 3 岁男孩。出生 3 个月后出现发绀，剧烈哭闹时有抽搐史。发育比同龄儿童稍差，平时经常感冒。查体：杵状指，嘴唇发绀明显；心前区闻及Ⅲ级收缩期喷射样杂音。X 线胸片提示肺血少，右心室增大。最可能的临床诊断是（　　　）

A. 房间隔缺损　　　　　　B. 室间隔缺损　　　　　C. 动脉导管未闭

D. 法洛四联症　　　　　　E. 肺动脉狭窄

22. 12 岁女孩，诊断：风湿性二尖瓣狭窄药物中，治疗时使用苄星青霉素的作用是防止（　　　）

A. 风湿热　　　　　　　　B. 心力衰竭　　　　　　C. 动脉栓塞

D. 心律失常　　　　　　　E. 心绞痛

（二）以下提供若干个案例，每个案例有若干个考题，请根据提供的信息，在每题的 A. B. C. D. E 五个备选答案中选择一个最佳答案。(A3/ A4 型题)

（23 ~ 25 题共用题干）

患儿，女，3 岁。生后即发现心脏有杂音，婴儿期喂养困难，易疲乏。经常咳嗽，每年冬天患肺炎。查体：生长发育落后，心前区隆起，心界向左下扩大，心率 160 次 /min，胸骨左缘第 3、4 肋间有Ⅳ级粗糙收缩期杂音，P_2 亢进。

23. 该患儿最可能的诊断是（　　　）

A. 房间隔缺损　　　　　　B. 室间隔缺损　　　　　C. 动脉导管未闭

D. 法洛四联症　　　　　　E. 肺动脉狭窄

24. 该患儿首选的护理诊断是（　　　）

A. 气体交换受损　　　　　　　　　B. 清理呼吸道无效

C. 潜在并发症：心力衰竭　　　　　D. 活动无耐力

E. 营养失调

25. 该患儿的治疗最终要采取（　　　）

A. 内科保守治疗　　　　B. 发病时内科用药　　　C. 中医中药治疗

D. 近期手术根治　　　　E. 成年后手术治疗

二、名词解释

1. 先天性心脏病

2. 艾森曼格综合征

三、填空题

1. 常见的左向右分流型心脏病有_____、_____、_____。

2. 动脉导管未闭患儿出现_____性青紫。

3. 法洛四联症由_____、_____、_____和_____4种畸形组成，其中_____为重要畸形，属于_____型先天性心脏病。

四、病例分析

患儿男，2岁。患儿自生后3个月始出现哭闹后气急、青紫，反复发生呼吸道感染。查体：生长发育落后于同龄儿，消瘦，P_2固定分裂，胸骨左缘第2、3肋间闻及Ⅱ～Ⅲ级喷射性杂音。胸片示右房、右室增大，肺动脉段凸出。

1. 该患儿的临床诊断是什么？

2. 该患儿容易出现哪些并发症？

3. 为该患儿提出4个主要的护理诊断。

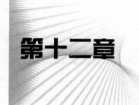

第十二章

造血系统疾病患儿的护理

学习内容提炼，涵盖重点考点

一、小儿造血、血液特点及贫血概述

1. 小儿造血特点

（1）胚胎期造血：分中胚叶造血、肝脾造血、骨髓造血3个阶段；其中胚胎期造血最早出现在卵黄囊，肝脏是胎儿中期的主要造血器官，胎儿后期的主要造血器官是骨髓，并于出生2～5周后成为唯一的造血场所。

（2）生后造血：出生后主要是红骨髓造血，5～7岁以前的儿童全身骨髓都参与造血。

婴幼儿期当发生严重感染或贫血时，在骨髓造血不能完全代偿情况下，肝脾可恢复到胎儿时期的造血状态，出现肝、脾、淋巴结肿大，外周血中可见有核红细胞或（和）幼稚中性粒细胞，称为"骨髓外造血"，是小儿造血器官的一种特殊反应，感染或贫血纠正后即恢复正常。

2. 小儿血液特点

（1）红细胞数与血红蛋白量：出生时红细胞数为$5.0 \times 10^{12} \sim 7.0 \times 10^{12}$/L，血红蛋白量为150～220g/L，相对较高。由于生后自主呼吸的建立，红细胞生成素减少，骨髓造血功能暂时性降低；红细胞寿命较短致破坏较多（生理性溶血）；婴儿生长发育迅速，循环血容量迅速增加等因素，使红细胞数和血红蛋白量逐渐降低，至2～3个月时红细胞数降至3.0×10^{12}/L，血红蛋白量降至100g/L左右，出现轻度贫血，称为"生理性贫血"，约于12岁时达成人水平。

（2）白细胞数与分类：婴儿期白细胞数维持在 10×10^9/L 左右。8 岁后接近成人水平。★小儿时期白细胞分类呈现 2 次交叉（表 12-1）。

表 12-1   小儿时期白细胞分类 2 次交叉★

白细胞分类	出生时	生后 4～6d	婴幼儿期	4～6 岁	>4～6 岁
中性粒细胞	0.65	两者相等	0.35	两者相等	与成人相似
淋巴细胞	0.30		0.60		

（3）血容量：相对较成人多，新生儿约占体重的 10%，平均 300ml，儿童占体重的 8%～10%，成人占体重的 6%～8%。

3. 贫血概述

（1）贫血定义及诊断标准：贫血是指外周血中单位容积内红细胞数（RBC）或血红蛋白量（Hb）低于正常。世界卫生组织（WHO）贫血诊断标准：6 个月～6 岁 Hb<110g/L，6～14 岁 Hb<120g/L；我国小儿血液会议暂定 6 个月以下婴儿贫血诊断标准：新生儿期 Hb<145g/L，1～4 个月 Hb<90g/L，4～6 个月 Hb<100g/L。

（2）小儿贫血分度：根据外周血中血红蛋白含量及红细胞数将贫血分为轻、中、重、极重 4 度（表 12-2）。

表 12-2   小儿贫血分度

	轻度	中度	重度	极重度
血红蛋白量（g/L）	120～90	90～60	60～30	<30
红细胞数（10^{12}/L）	4～3	3～2	2～1	<1

（3）小儿贫血分类：按病因分红细胞及血红蛋白生成不足、红细胞破坏过多（溶血）、红细胞丢失过多（失血），其中造血物质缺乏（缺铁、维生素 B_{12}、叶酸等）是小儿贫血最常见的原因。

二、营养性缺铁性贫血

1. 疾病概述

营养性缺铁性贫血是由于体内铁缺乏导致血红蛋白合成减少而引起的一种小细胞低色素性贫血，是小儿时期最常见的贫血，以 6 个月～2 岁发病率最高。

（1）病因：包括先天储铁不足、铁摄入不足（是主要原因）、生长发育快、铁的吸收及利用障碍、铁丢失过多。

（2）临床表现：

1）一般表现：皮肤黏膜逐渐苍白，以口唇、甲床最明显。易疲乏，不爱活动，年长儿可诉头晕、眼前发黑、耳鸣等。

2）骨髓外造血表现：肝、脾、淋巴结肿大。年龄愈小、病程愈长、贫血愈重，肝脾肿大愈明显。

3）非造血系统表现：①消化系统：表现食欲减退、呕吐、腹泻、口腔炎等，少数有异食癖；②神经系统：表现烦躁不安或精神不振，注意力不易集中，记忆力减退等；③心血管系统：贫血明显时心率增快，心脏扩大，重者可发生心力衰竭；④其他：皮肤干燥，毛发枯黄易脱落，反甲（匙状甲），易合并感染。

（3）辅助检查：血常规示血红蛋白量减少较红细胞数减少明显，呈小细胞低色素性贫血；骨髓增生活跃，以中、晚幼红细胞增生为主，胞浆发育落后于胞核；血清铁和铁蛋白减少，总铁结合力增加，转铁蛋白饱和度降低。

（4）治疗原则：主要是祛除病因和补充铁剂。

2.护理

（1）合理安排饮食：提倡母乳喂养，按时添加含铁丰富的辅食或补充铁强化食品，并注意合理搭配；对早产儿、低体重儿宜自2个月左右开始给予铁剂预防。

（2）*遵医嘱正确应用铁剂：为最主要护理措施。注意事项：①用二价铁口服（以硫酸亚铁最常用）；②应从小剂量开始，逐渐增加至全量，并在两餐之间服用；③与稀盐酸合剂、维生素C、果汁等同服利于吸收；④不宜与牛奶、茶水、钙片、咖啡等同服；⑤液体铁剂会使牙齿染黑，可用吸管或滴管服用，并及时漱口；服用铁剂后，大便会变黑或呈柏油样；⑥注射铁剂（如右旋糖酐铁）应深部肌内注射，抽药和给药应更换针头，每次要更换注射部位，并注意观察有无过敏等不良反应；⑦铁剂应用至Hb恢复正常后2个月左右；⑧疗效观察：判断铁剂治疗有效的早期主要指标是网织红细胞升高。用药3～4d后网织红细胞上升，7～10d达高峰。

三、营养性巨幼红细胞性贫血

1. 疾病概述

（1）营养性巨幼红细胞性贫血是由于缺乏维生素 B_{12} 和（或）叶酸而引起的一种大细胞性贫血，6 个月～ 2 岁婴幼儿多见。

（2）临床表现：患儿多虚胖，毛发稀疏细黄，皮肤、面色苍黄或蜡黄，睑结膜、口唇、甲床苍白，可出现烦躁不安、易怒。维生素 B_{12} 缺乏者常有神经精神症状：表情呆滞、反应迟钝、少哭不笑，智能及动作发育落后，常有倒退现象，严重者出现肢体、头部、躯干或全身震颤，甚至抽搐。

（3）辅助检查：红细胞数较血红蛋白量的减少更明显，呈大细胞性贫血；网织红细胞、白细胞及血小板常减少；骨髓增生活跃，以原红细胞和早幼红细胞增生为主，各期幼红细胞出现巨幼变，胞核发育落后于胞浆。血清维生素 B_{12}<100ng/L、叶酸 <3μg/L。

（4）治疗原则：关键是祛除病因，补充维生素 B_{12} 和（或）叶酸。

2. 护理

（1）补充维生素 B_{12} 及叶酸：为主要护理措施。①合理喂养，及时添加富含维生素 B_{12} 和叶酸的食物，如动物肝、肉类、蛋类及绿色蔬菜等；②遵医嘱正确肌注维生素 B_{12} 和口服叶酸，同时加服维生素 C 可促进叶酸利用；恢复期加服铁剂，防止红细胞增加时出现缺铁；单纯维生素 B_{12} 缺乏者，不宜加用叶酸，以免加重神经系统症状。

（2）防止外伤：烦躁、震颤、抽搐者按医嘱给予镇静剂。

模拟试题测试，提升应试能力

一、选择题

（一）以下每一道考题下面有 A. B. C. D. E 五个备选答案，请从中选择一个最佳答案。（A1 /A2 型题）

1. 营养性缺铁性贫血细胞形态上属于哪种类型（　　　）

A. 大细胞性贫血　　　　　B. 正细胞性贫血　　　　　C. 单纯小细胞性贫血

D. 小细胞低色素性贫血　E. 造血不良性贫血

2. 营养性巨幼红细胞性贫血细胞形态上属于哪种类型（　　　）

A. 大细胞性贫血　　　　　B. 小细胞低色素性贫血

C. 单纯小细胞性贫血　　　D. 正细胞性贫血　　　E. 造血不良性贫血

3. 下列哪项是营养性巨幼红细胞性贫血特有的临床表现（　　　）

A. 红细胞减少　　　　　B. 疲乏无力　　　　　C. 食欲不振

D. 心率增快　　　　　E. 神经、精神症状

4. 早产儿、低出生体重儿给予铁剂预防缺铁性贫血的合适时机足生后
（　　　）

A. 2 个月　　　　　B. 3～4 个月　　　　　C. 5～6 个月

D. 7～8 个月　　　　　E. 9～10 个月

5. 患儿面色蜡黄，手有震颤，血常规检查：红细胞 3.1×10^{12}/L，血红蛋
白 78g/L，血涂片中以大红细胞为多，红细胞形态大小不等。应首先考虑为
（　　　）

A. 营养性缺铁性贫血　　　B. 营养性巨幼红细胞性贫血

C. 营养性混合性贫血　　　D. 生理性贫血　　　　　E. 溶血性贫血

6. 一小儿红细胞 2.5×10^{12}/L，血红蛋白 70g/L，该小儿可能是（　　　）

A. 正常血象　　　　　B. 轻度贫血　　　　　C. 中度贫血

D. 重度贫血　　　　　E. 极重度贫血

7. 2 岁男孩，消瘦，食欲差，脸色苍白，1 岁半时会行走和说短语，目前
不能走，不会叫爸爸和妈妈，肝右肋下 4cm，脾左肋下 3cm，血常规示大细
胞性贫血。最主要的护理诊断是（　　　）

A. 有感染的危险　　　　　B. 生长发育改变　　　　　C. 心输出量减少

D. 有体温改变的危险　　　E. 营养失调：低于机体需要量

8. 营养性缺铁性贫血患儿治疗的关键是（　　　）

A. 去除病因与补充铁剂　B. 输血与添加辅食　　　C. 去除病因与输血

D. 添加辅食　　　　　E. 输血与补充铁剂

9. 8 个月患儿，牛乳喂养，未加辅食，近 2 个月面色苍白，食欲低下，
经检查诊断为缺铁性贫血，拟用铁剂治疗，下列提法哪项是错误的（　　　）

A. 首选二价铁　　　　　B. 宜在两餐之间服用　　　C. 忌与牛奶同服

D. 忌与维生素 C 同服　　E. 贫血纠正后继续服用 2 个月

10. 10 个月患儿，晨起家长发现其眼眶周围密集针尖大小的出血点，经
实验室检查诊断为特发性（急性型）血小板减少性紫癜，为尽早防治颅内出

血的发生，应重点监测患儿的（　　　）

    A.骨髓象巨核细胞比例　B.血小板计数　　　　C.红细胞计数

    D.白细胞计数　　　　　E.血红蛋白含量

（二）以下提供若干个案例，每个案例有若干个考题，请根据提供的信息，在每题的 **A.B.C.D.E** 五个备选答案中选择一个最佳答案。（**A3/A4** 型题）

（11～12 题共用题干）

患儿 8 个月，单纯母乳喂养，从未加辅食。近来，面色蜡黄，表情呆滞，舌面光滑，有轻微震颤，肝于肋下 4cm，血常规示 Hb 90g/L，RBC 2×10^{12}/L，血清维生素 B_{12} 降低。

11.该患儿最适宜的治疗是给予（　　　）

    A.输血　　　　　　　B.铁剂+维生素 C　　C.维生素 B_{12}

    D.泼尼松　　　　　　E.补钙剂

12.预防该疾病应强调（　　　）

    A.预防感染　　　　　B.多晒太阳　　　　　C.按时添加辅食

    D.培养良好饮食习惯　E.加强锻炼

二、名词解释

1.骨髓外造血

2.生理性贫血

3.营养性缺铁性贫血

4.营养性巨幼红细胞性贫血

三、填空题

1.胚胎期造血分为_____、_____、_____3 个阶段。

2.小儿白细胞出现两次交叉的时间是_____、_____。

3.缺铁性贫血最主要的病因是_____。

四、病例分析

患儿男，10 个月，系早产儿。自生后牛乳喂养，未加辅食。近 1 个月来面色苍白，肝脾大，血红蛋白 80g/L，红细胞 3.0×10^{12}/L，红细胞体积小，中央淡染区扩大。

1.该患儿的临床诊断是什么？

2.该患儿首要的护理问题是什么？

3.最主要的护理措施是什么？注意事项有哪些？

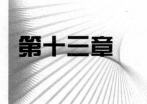

第十三章

泌尿系统疾病患儿的护理

学习内容提炼，涵盖重点考点

一、小儿泌尿系统解剖生理特点

1. 解剖特点

（1）2 岁以内健康小儿腹部触诊时易扪及肾脏；婴儿尿液充盈时，易在腹部触及膀胱。膀胱容量（ml）=（岁数 +2）× 30。

（2）婴幼儿输尿管长而弯曲，管壁肌肉和弹力纤维发育不良，容易受压及扭曲，导致梗阻发生尿潴留而诱发感染；女婴尿道短，外口暴露，接近肛门，易受细菌污染；男婴尿道虽较长，但常有包茎，积垢时可引起上行性细菌感染。

2. 生理特点

（1）婴儿肾小球滤过率低，肾小管的重吸收、排泄功能及尿的浓缩、稀释功能等均不成熟，对水和电解质平衡的调节能力较差，故易发生脱水、水肿、电解质紊乱及酸中毒等。小儿肾功能一般至 1 ～ 1.5 岁时达成人水平。

（2）小儿尿液特点：

1）尿量：正常婴儿每日排尿量为 400 ～ 500ml，幼儿为 500 ～ 600ml，学龄前儿童为 600 ～ 800ml，学龄儿童为 800 ～ 1400ml。当学龄儿童每日排尿量少于 400ml，学龄前儿童少于 300ml，婴幼儿少于 200ml 时，即为少尿；每日尿量少于 50ml 为无尿。

2）尿液检查：通常 24h 尿蛋白定量小于 100mg，定性为阴性；>200mg/d 为异常。正常清洁新鲜尿液离心后沉渣镜检，红细胞 <3 个 /HP，白细胞 <5 个 /HP，管型一般不出现。12h 尿细胞计数（Addis 计数）：蛋白含量 <50 mg，红细胞 <50 万，白细胞 <100 万，管型 <5000 个。

二、急性肾小球肾炎

1. 疾病概述

（1）病因和发病机制：为 A 组 β 溶血性链球菌引起的上呼吸道感染或皮肤感染后的一种免疫反应。

（2）临床表现：

1）前驱感染：发病前 1～3 周常有链球菌前驱感染史，以扁桃体炎、皮肤脓疱疮多见。

2）典型表现：①水肿、少尿（与肾小球滤过率下降、水钠潴留有关）：为最常见和最早出现的症状，先眼睑水肿而后渐及全身，晨起明显，为非凹陷性。水肿一般于 2～3 周内消退；②血尿：起病时几乎都有血尿。酸性尿时呈浓茶色或烟灰水样，中性或弱碱性尿者呈鲜红色或洗肉水样；肉眼血尿多于 1～2 周消失；③高血压：学龄前儿童 >120/80mmHg，学龄儿童，130/90mmHg，一般于 1～2 周内降至正常。

3）严重表现：多发生在病初 2 周以内，包括：①严重循环充血；②高血压脑病；③急性肾功能不全：严重少尿或无尿、暂时性氮质血症、电解质紊乱和代谢性酸中毒。

（3）辅助检查：

1）尿液检查：尿沉渣镜检均有红细胞增多（++～+++），尿蛋白（+～+++），可见透明、颗粒或红细胞管型。

2）血液检查：常见轻度稀释性贫血；血沉增快，一般 1～3 个月恢复正常；抗链球菌溶血素"O"（ASO）滴度升高，提示近期有链球菌感染，是诊断链球菌感染后肾炎的依据；血清总补体（CH_{50}）及 C_3 下降，一般 6～8 周恢复正常；少尿期有轻度氮质血症，血尿素氮、肌酐暂时增高。

（4）治疗原则：本病为自限性疾病，无特异疗法。主要是卧床休息，限制水钠摄入，低盐饮食，青霉素肌注 7～10d 清除体内残存的感染病灶。明显水肿、少尿或高血压、循环充血者，应选用呋塞米（速尿）利尿；当舒张压高于 90mmHg 时应给予降压药，首选硝苯地平（心痛定），严重者可肌注利血平，高血压脑病时首选硝普钠。

2. 护理

（1）体液过多的护理

1）休息：起病 2 周内常需卧床休息；待水肿消退、血压降至正常、肉眼血尿消失，可下床轻微恬动或户外散步；血沉正常可恢复上学，但应避免剧烈运动；至尿液 Addis 计数恢复正常才能正常活动。

2）饮食：有水肿及高血压的患儿应限制钠盐的摄入，供给高糖、高维生素、适量脂肪的低盐饮食，食盐每日 1 ~ 2g；有氮质血症时应限制蛋白质入量，每日 0.5g/kg。尿量增加、水肿消退、血压正常后可恢复正常饮食。

3）对症护理：利尿、降压。肌注利血平后应避免患儿突然起立，以防直立性低血压；硝普钠应新鲜配制，放置 4h 后即不能再用，整个输液系统须用黑纸或铝箔包裹避光，以免药物失效，因降压作用强，静脉滴注时须严密监测血压变化，并随时根据血压调整滴速。

（2）*密切观察病情变化，防止并发症发生

1）密切观察呼吸、心率、脉搏等变化，若出现端坐性呼吸困难，呼吸及心率增快，发绀，咳粉红色泡沫痰，两肺布满湿啰音，肝脏增大、颈静脉怒张等，应考虑并发严重循环充血，遵医嘱立即给予呋塞米利尿，必要时加用洋地黄制剂（如西地兰），同时吸氧、置患儿于半卧位或端坐位。

2）监测血压变化，若出现血压突然升高、剧烈头痛、呕吐、眼花、惊厥等，提示并发高血压脑病，遵医嘱立即用硝普钠降压，同时给予止惊剂及脱水剂。

3）尿量持续减少时要警惕急性肾衰竭的发生，应限制水钠、蛋白质及钾摄入。

（3）健康教育：强调限制患儿活动是控制病情进展的重要措施，尤以前 2 周最关键。

三、肾病综合征

1. 疾病概述

（1）肾病综合征是由于肾小球滤过膜的通透性增高，导致大量血浆白蛋

白自尿中丢失而引起的一种临床症候群，以大量蛋白尿、低蛋白血症、高脂血症和高度水肿为其特征。蛋白尿为其最主要的病理生理改变。

（2）临床表现：单纯性肾病与肾炎性肾病的临床特点见表 13-1。

表 13-1　两种原发性肾病的临床特点比较

项目	单纯性肾病	肾炎性肾病
好发年龄	2～7 岁	>7 岁
临床特征	"三高一低"：全身高度水肿、大量蛋白尿、高脂血症、低蛋白血症。水肿呈凹陷性，以颜面、下肢阴囊明显，皮肤发亮，出现白纹，重者可有胸水、腹水，伴有少尿	水肿一般不严重，除具备肾病 4 大特征外，还具有以下 4 项中的 1 项或多项：血尿（尿红细胞 >10 个 /HP）、高血压，血清补体下降和不同程度氮质血症
尿液检查	尿蛋白定性 +++ ～ ++++，定量 24h>0.05 ～ 0.1g/kg，可见透明臂型和颗粒管型	同左，尚可有红细胞增多
血液检查	血浆总蛋白及白蛋白↓，总蛋白浓度常 <45 ～ 50g/L，白蛋白 <250/L，白、球（A/G）比例倒置；血胆固醇 >5.7mmol/L；血沉↑↑	同左，尚可有血清补体 C3 ↓，血肌酐和尿素氮↑
预后	良好	较差

（3）并发症：

1）感染：为最常见的并发症和死亡原因，也是病情反复和加重的诱因。常见有呼吸道、皮肤、泌尿道感染和原发性腹膜炎等，其中以上呼吸道感染为主。

2）电解质紊乱：常见低钠、低钾和低钙血症。

3）血栓形成：临床以肾静脉血栓最常见，患儿可表现为突发腰痛或腹痛、肉眼血尿，甚至发生肾功能衰竭。

（4）治疗原则：

1）激素治疗：肾上腺皮质激素为治疗肾病的首选药物，常用泼尼松口服。中程疗法总疗程为 6 个月，长程疗法为 9 ～ 12 个月。★疗效判断：①激素敏感：治疗 8 周内尿蛋白转阴，水肿消退（其中 4 周内转阴者为高度敏感）；②部分敏感：治疗 8 周内水肿消退，但尿蛋白仍在 + ～ ++；③激素耐药：治疗满 8 周，尿蛋白仍在 ++ 以上；④激素依赖：对激素敏感，减量或停药 2 周内复发，恢复用量或再次用药后尿蛋白又转阴并重复 2 次以上者；⑤复发和反复：尿蛋白已转阴，停用激素 4 周以上，尿蛋白又 ≥ ++ 为复发；如在激素用药过程中出现尿蛋白由阴性转为 ≥ ++ 为反复；⑥频繁复发和反复：半年内复发或反复 ≥ 2 次或 1 年内 ≥ 3 次。

2）对症治疗：激素敏感者用药 7 ～ 10d 后可利尿，一般不需利尿剂，水肿较重时可用氢氯噻嗪、螺内酯、呋塞米，因肾病水肿与低蛋白血症致血浆胶体渗透压下降有关，*故对水肿显著者给予低分子右旋糖酐每次 10ml/kg 快速滴入，2h 后再静注呋塞米，可产生良好利尿效果。

3）免疫抑制剂治疗：适用于激素耐药、激素依赖及频繁复发或反复的难治性肾病，首选环磷酰胺。

2. 护理

（1）休息：一般无需严格限制活动，严重水肿和高血压者需卧床休息；腹水严重时取半卧位以减轻呼吸困难，卧床期间应在床上经常变换体位，以防血管栓塞等并发症。

（2）饮食：一般患儿不需特别限制饮食，应供给含优质蛋白（乳类、蛋、鱼、肉、家禽等）、高热量、高维生素、低脂肪易消化饮食；明显水肿或高血压时应短期限制钠盐摄入，一般供盐 1～2g/d；大量蛋白尿期间蛋白摄入控制在每日 2g/kg 左右为宜；大剂量激素应用期间应补充维生素 D 和钙剂。

（3）加强皮肤护理，预防继发感染：①保持皮肤清洁、干燥，及时更换内衣；床铺清洁、整齐，被褥松软，经常翻身；②腋窝及腹股沟等处每天擦洗 1～2 次，并保持干燥，预防感染；③水肿严重时，臀部和四肢受压部位垫棉垫圈，或用气垫床；阴囊水肿时可用棉垫或吊带托起，局部保持干燥，皮肤破损处可涂碘伏预防感染；④严重水肿者应尽量避免肌内注射，以防药液外渗，导致局部潮湿、糜烂、感染。

（4）观察药物疗效及副作用，防止并发症：①激素治疗期间注意观察尿量、尿蛋白、血浆蛋白、血压的变化，以及激素的副作用，如库欣综合征、高血压、消化性溃疡、骨质疏松症等。遵医嘱及时补充维生素 D 及钙剂，以免发生骨质疏松和手足搐搦症；②应用利尿剂及激素时定期查血钾、血钠、血钙，以防电解质紊乱；大量利尿可使血容量不足，注意防止低血容量性休克和静脉血栓形成；③应用免疫抑制剂时注意白细胞数下降、脱发、胃肠道反应、出血性膀胱炎等，用药期间多饮水和定期查血象；④注意观察有无高凝状态及静脉血栓形成，使用肝素时应注意监测凝血时间及凝血酶原时间；⑤肾病患儿因免疫力低下易继发感染，应与感染性疾病患儿分室收治，病房每日进行空气消毒，减少探视人数；避免到人多的公共场所，并戴口罩，防止上呼吸道感染。

四、泌尿道感染

1. 疾病概述

（1）病因：致病菌以大肠埃希菌最为常见；最主要感染途径为上行性感染（新生儿多由血行感染引起）。

（2）临床表现

1）急性感染：病程在 6 个月以内。新生儿症状极不典型，以全身症状为主，局部尿路刺激症状不明显；婴幼儿也以全身症状为主，部分患儿可有局部症状，如尿线中断，排尿时哭闹、夜间遗尿等；儿童表现与成人相似，上尿路感染表现为发热、寒战、腰痛、肾区叩击痛等；下尿路感染以尿频、尿急、尿痛等膀胱刺激症状为主。

2）慢性感染：病程多在 6 个月以上。

（3）辅助检查：清洁中段尿离心沉渣镜检白细胞 >5 个 /HP，如出现白细胞管型有助于肾盂肾炎的诊断；尿细菌培养及菌落计数是确诊的主要依据，中段尿培养菌落数 ≥ 10^5/ml 可确诊，10^4 ～ 10^5/ml 为可疑，<10^4/ml 系污染。

（4）治疗原则：多饮水，关键是选用有效抗生素积极控制感染，原则：①上尿路感染应选择血液浓度高的药物，如氨苄西林、阿莫西林、头孢噻肟钠、头孢曲松钠等；下尿路感染应选择尿液浓度高的药物，如 SMZ_{co}、呋喃妥因等；②根据尿细菌培养及药敏试验结果选择；③选择对肾脏毒性小的药物。

2. 护理

急性期需卧床休息，鼓励患儿多饮水，以增加尿量冲洗尿路，促进细菌和毒素排出；给予高热量、高蛋白、高维生素，易于消化的流质或半流质饮食；降低体温；减轻排尿异常，可按医嘱用阿托品、654-2 等抗胆碱药解痉，碳酸氢钠碱化尿液；女孩清洗外阴时从前向后擦洗。

模拟试题测试，提升应试能力

一、选择题

（一）以下每一道考题下面有 A. B. C. D. E 五个备选答案，请从中选择一个最佳答案。（A1 /A2 型题）

1. 肾病综合征最根本的病理生理改变是（　　　）

A. 水肿　　　　　　　　B. 高血压　　　　　　　　C. 低蛋白血症

D. 大量蛋白尿　　　　　E. 高胆固醇血症

2. 肾病综合征的临床特点，应除外（　　　　）

A. 高蛋白血症　　　　　B. 高度水肿　　　　　　　C. 高脂血症

D. 大量蛋白尿　　　　　E. 低白蛋白血症

3. 急性肾小球肾炎患儿应用低盐饮食应持续到（　　　　）

A. 水肿消退、血压正常　B. 全部症状消失　　　　　C. 镜下血尿消失

D. 血沉恢复正常　　　　E. 尿量恢复正常

4. 急性肾小球肾炎最重要的临床表现是（　　　　）

A. 水肿、少尿、高血压、蛋白尿　　　　B. 水肿、少尿、血尿、高血压

C. 水肿、少尿、蛋白尿、血尿　　　　　D. 蛋白尿、氮质血症、高血压

E. 血尿、少尿、高血压、氮质血症

5. 以下哪项措施不利于预防泌尿系感染（　　　　）

A. 婴儿应勤换尿布

B. 便后及时清洗

C. 根治蛲虫、去除尿道异物

D. 婴幼儿可穿开档裤，直至自己控制小便

E. 减少导尿或泌尿道器械检查

6. 急性肾小球肾炎患儿应卧床休息至（　　　　）

A. 血沉降至正常　　　　　B. 抗"O"降至正常

C. 补体恢复正常　　　　　D. 血尿完全消失，水肿消失，血压正常

E. 肉眼血尿消失，水肿消失，血压正常

7. 婴幼儿每日尿量少于多少时称为少尿（　　　　）

A. 400ml　　　　　　　B. 300ml　　　　　　　　C. 200ml

D. 100ml　　　　　　　E. 80ml

8. 根据小儿尿道的特点，最容易患的疾病是（　　　　）

A. 肾病综合征　　　　　B. 急性肾小球肾炎　　　　C. 尿毒症

D. 泌尿道感染　　　　　E. 急性肾盂肾炎

9. 急性肾小球肾炎属于下列哪种性质的疾病（　　　　）

A. 急性感染后免疫反应性疾病　　　　　B. 病毒直接感染肾脏

C. 细菌感染肾脏　　　　　　　　　　　D. 单侧肾脏化脓性炎症

E. 双侧肾脏化脓性炎症

10. 急性肾小球肾炎用青霉素的目的是（　　　）

A. 控制肾脏炎症　　　　B. 防止交叉感染　　　　C. 缓解血尿

D. 清除病灶内的链球菌　E. 治疗并发症

11. 不符合急性肾小球肾炎临床表现的是（　　　）

A. 少尿　　　　　　　　B. 尿频　　　　　　　　C. 高血压

D. 可凹陷性水肿　　　　E. 严重循环充血

12. 诱发急性肾小球肾炎最常见的病原菌是（　　　）

A. 葡萄球菌　　　　　　B. A 组 β 溶血性链球菌　C. 革兰阴性菌

D. 肺炎链球菌　　　　　E. 流感嗜血杆菌

13. 静脉输注硝普钠的过程中，要随时监测（　　　）

A. 呼吸　　　　　　　　B. 心率　　　　　　　　C. 血压

D. 脉搏　　　　　　　　E. 体温

14. 急性肾炎合并高血压脑病，首选的降压药为（　　　）

A. 利血平　　　　　　　B. 硝普钠　　　　　　　C. 硝苯地平

D. 卡托普利　　　　　　E. 心痛定

15. 对于急性肾小球肾炎患儿的护理，下列哪项不正确（　　　）

A. 严格卧床 1～2 周　　B. 限制钠盐的摄入

C. 每日热敷肾区 1 次　　D. 定期测量体重　　　　E. 低蛋白饮食

16 肾病综合征最常见的并发症是（　　　）

A. 低血容量　　　　　　B. 电解质紊乱　　　　　C. 感染

D. 休克　　　　　　　　E. 血栓形成

17. 肾病综合征出现低钙惊厥，主要是由于（　　　）

A. 使用利尿剂　　　　　　　　　　B. 尿中清蛋白与钙结合排除

C. 甲状旁腺功能失常　　　　　　　D. 进食少

E. 钙盐沉积于骨

18. 肾病综合征患儿突发剧烈腰痛、肉眼血尿、少尿，首先应考虑
（　　　）

A. 合并感染　　　　　　B. 低钾血症　　　　　　C. 肾静脉血栓形成

D. 心力衰竭　　　　　　E. 低血容量休克

19. 单纯性肾病不会发生以下哪个并发症（　　　）

A. 低钠血症　　　　　　　B. 感染　　　　　　　C. 心力衰竭

D. 低钾血症　　　　　　　E. 静脉血栓形成

20. 单纯性肾病综合征应用糖皮质激素治疗的患儿，出院指导中哪一项是错误的（　　　）

A. 避免到公共场合　　　　　　　　　B. 不能随意停用激素

C. 可进行预防接种　　　　　　　　　D. 避免过度劳累

E. 给予营养丰富的饮食

21. 为减轻肾病综合征患儿长期服用肾上腺糖皮质激素的不良反应，可采用下列哪项方法（　　　）

A. 减少剂量　　　　　　　　　　　B. 选用地塞米松

C. 联合服用利尿剂　　　　　　　　　D. 联合服用维生素 B_6

E. 隔日顿服法

22. 与小儿急性肾小球肾炎有关的主要病原体是（　　　）

A. 柯萨奇病毒　　　　　B. 肺炎链球菌　　　　　C. 乙型肝炎病毒

D. 金黄色葡萄球菌　　　E. A 组 β 溶血性链球菌

23. 以下关于小儿泌尿道感染的实验室检查描述不正确的是（　　　）

A. 清洁的中段尿，离心沉淀后白细胞 >5 个 /HP

B. 清洁的中段尿，离心沉淀后白细胞聚集成堆或见白细胞管型

C. 尿培养，尿菌落计数 >10^5/ml，可确诊

D. 尿培养，尿菌落计数 10^4 ～ 10^5/ml，为可疑

E. 尿液直接涂片，在油镜下每个视野都能找到 2 个以上细菌

24. 肾炎性肾病不同于单纯性肾病之处是（　　　）

A. 水肿明显　　　　　B. 大量蛋白尿　　　　　C. 有血尿和高血压

D. 胆固醇增高　　　　E. 血浆蛋白降低更明显

25. 治疗肾病综合征的首选药物是（　　　）

A. 肾上腺糖皮质激素　　B. 抗生素　　　　　C. 利尿剂

D. 冻干人血浆　　　　E. 免疫调节剂

26. 急性肾小球肾炎尿呈浓茶色，是由于（　　　）

A. 酸性尿中红细胞破坏　　　　　　　B. 尿相对密度增高

C. 尿酸盐结晶　　　　　　　　　　　D. 饮水少

E. 尿蛋白太高

27. 急性肾小球肾炎水肿期，选择何种饮食为宜（   ）

A. 无盐、高糖、高蛋白   B. 低盐、高糖、高蛋白

C. 低盐、高糖、低蛋白   D. 无盐、高糖、低蛋白

E. 低盐、普通饭

28. 急性肾小球肾炎持续较久的临床表现是（   ）

A. 水肿   B. 高血压   C. 肉眼血尿

D. 镜下血尿   E. 恶心呕吐

29. 患者男，5 岁。全身浮肿、尿少 6 天，以"原发性肾病综合征"入院。护士进行健康评估时，最重要的评估内容是（   ）

A. 饮食情况   B. 大便情况   C. 尿量情况

D. 睡眠情况   E. 水肿情况

30. 5 个月小儿，高热持续一周，拒食、呕吐、排尿时哭闹，尿布有臭味。该患儿可能患有的疾病是（   ）

A. 急性肾炎   B. 小儿腹泻   C. 肾病综合征

D. 化脓性脑膜炎   E. 泌尿道感染

31. 患儿，4 岁，急性肾炎。今晨突然呼吸困难，不能平卧，咳嗽，咳泡沫痰，尿量减少，此患儿可能并发了（   ）

A. 肺炎   B. 高血压脑病   C. 急性肾功能衰竭

D. 胸腔积液   E. 严重循环充血

32. 患者男，8 岁。因水肿入院，尿蛋白（++），血压 120/83mmHg。头痛、头晕，初诊为急性肾小球肾炎。下列哪项处理最重要（   ）

A. 卧床休息   B. 定期测量体重   C. 测血压

D. 肾热敷保暖   E. 限制蛋白质的摄入

33. 患儿，10 岁，眼睑水肿、尿少 3 天入院。精神差，眼睑及面部水肿，指压凹陷不明显，血压 120/90mmHg，24 小时尿量 <400ml，诊断为急性肾小球肾炎，该患儿属于（   ）

A. 多尿   B. 少尿   C. 无尿

D. 尿频   E. 尿急

34. 患儿男，5 岁。因"肾病综合征"以肾上腺皮质激素治疗 5 个月，出现水肿减轻、水肿，洗肉水样尿，疲乏无力，首要的护理措施是（   ）

A. 无盐饮食   B. 低蛋白饮食

C.利尿、消肿、降压　　D.记出入液量

E.肌内注射青霉素

35.患儿，8岁。因面部水肿、头痛、头晕就诊。尿液检查：蛋白（++），红细胞20个/HP，诊断为急性肾小球肾炎。对其处理应是（　　　）

A.给镇痛　　　　　　　B.适当下床活动，防止血栓形成

C.给大剂量青霉素　　　D.低盐、高糖、高蛋白饮食

E.低盐、高糖、高维生素饮食

36.患儿，4岁。全身明显水肿1个月，尿蛋白（+++），红细胞3～5个/HP，血浆白蛋白22g／L，血胆固醇8.1mmol／L，BUN5.4mmol／L，最有可能的诊断是（　　　）

A.急性肾炎　　　　　B.单纯性肾病　　　　C.先天性肾病

D.肾炎性肾病　　　　E.继发性肾病

37.患儿，6岁，以急性肾小球肾炎入院。入院1d后出现头晕、眼花，恶心、呕吐，血压为160／120mmHg，该患儿可能出现了（　　　）

A.心力衰竭　　　　　　B.循环充血　　　　　C.高血压脑病

D.急性肾衰竭　　　　　E.电解质紊乱

38.患儿，1岁。因急性肾小球肾炎入院，2天后尿少、水肿加重、伴呼吸困难，两肺有湿啰音，心律呈奔马律，肝脏增大。可能并7岁男孩，诊断为急性肾小球肾炎。病后5天，患儿突然头痛剧烈、呕吐、视物不清，该患儿可能发生了（　　　）

A.严重循环充血　　　B.急性肾功能不全　　C.高血压脑病

D.低钙惊厥　　　　　E.严重感染

39.患儿男，5岁。因"肾病综合征"以肾上腺皮质激素治疗5个月，出现水肿减轻、食欲增加、双下肢疼痛，最应关注的药物副作用是（　　　）

A.高血压　　　　　　B.骨质疏松　　　　　C.白细胞减少

D.消化道溃疡　　　　E.库欣综合征

（二）以下提供若干个案例，每个案例有若干个考题，请根据提供的信息，在每题的A. B. C. D. E五个备选答案中选择一个最佳答案。（A3/ A4型题）

（40～42题共用题干）

患儿，9岁。因眼睑水肿，尿少3d入院。精神差，眼睑及面部水肿、指压凹陷不明显。血压120／90mmHg，24h尿量300ml，诊断为急性肾小球

肾炎。

40. 该患儿属于（　　　）

A. 多尿　　　　　　　　B. 尿频　　　　　　　　C. 尿急

D. 少尿　　　　　　　　E. 无尿

41. 此时患儿饮食中钠的日摄入量应是（　　　）

A. 1 ～ 2g　　　　　　　B. 3 ～ 5g　　　　　　　C. 6 ～ 7g

D. 7 ～ 8g　　　　　　　E. 9 ～ 10g

42. 经治疗 2 周后，患儿水肿消退，血压正常，肉眼血尿消失，其活动的强度和范围是（　　　）

A. 应当绝对卧床休息　　　　　　　B. 可恢复正常活动

C. 可在室内做轻微活动　　　　　　D. 可在室内做剧烈活动

E. 可恢复正常上学

（43 ～ 46 题共用题干）

患者男，8 岁。双眼睑水肿、尿少 3 天，以肾病综合征收入院。查体：双下肢水肿明显。实验室检查：血浆白蛋白 27g/L，尿蛋白定性（+++）

43. 目前患儿最主要的护理问题是（　　　）

A. 焦虑　　　　　　　　B. 知识缺乏　　　　　　C. 体液过多

D. 有感染的危险　　　　E. 有皮肤完整性受损的危险

44. 最常见的并发症是（　　　）

A. 感染　　　　　　　　B. 电解质紊乱　　　　　C. 血栓形成

D. 急性肾衰竭　　　　　E. 生长延迟

45. 最主要的护理措施是（　　　）

A. 绝对卧床休息　　　　　　　　　B. 给予高蛋白饮食

C. 增加钠盐、水的摄入量　　　　　D. 加强皮肤护理

E. 限制热量的摄入

46. 若病情好转，出院时健康指导应强调（　　　）

A. 介绍本病的病因

B. 说明本病的治疗反应

C. 遵医嘱继续用药，不能随便停药

D. 说明不能剧烈活动的重要性

E. 讲解预防复发的注意事项

（47～49题共用题干）

患儿，男性，5岁，因急性肾炎住院。现突发呼吸困难，不能平卧，咳粉红色泡沫痰。

47.你考虑患儿可能发生了（ ）

A.肺部感染   B.严重循环充血   C.急性肾衰竭

D.胸腔积液   E.急性溶血

48.该患儿的首优护理诊断是什么（ ）

A.心排血量减少   B.清理呼吸道无效   C.气体交换受损

D.不能维持自主呼吸   E.体液过多

49.该患儿与护士间适用的关系模式是（ ）

A.主动被动型模式   B.指导合作型模式   C.指导被动型模式

D.共同参与型模式   E.被动参与型模式

（50～52题共用题干）

患儿男，10岁。因尿少、眼睑水肿、肉眼血尿2天入院。3周前曾患脓疱疮。查体：血压90/60mmHg，眼睑水肿，咽部无充血，心肺未闻及异常，肝、脾不大。实验室检查：ASO增高，血清总补体、补体C3降低，尿蛋白++，红细胞满视野，管型1～2个/HP。

50.考虑此患儿是（ ）

A.单纯性肾病   B.急性肾衰竭   C.肾炎性肾病

D.急性肾小球肾炎   E.泌尿道感染

51.如患儿出现头痛、呕吐，护士应首先注意监测（ ）

A.心率   B.血压   C.尿量

D.体温   E.呼吸

52.若患儿血压140/95mmHg，尿量500ml/d，最有可能并发（ ）

A.高血压脑病   B.化脓性脑膜炎   C.急性肾功能不全

D.电解质紊乱   E.严重循环充血

二、名词解释

1.肾病综合征

2.急性肾小球肾炎

三、填空题

1.小儿急性肾小球肾炎主要表现为_____、_____、_____、

_____。

2. 肾病综合征最主要的病理生理改变有_____、_____、_____、_____，其中最主要的病理生理变化是_____。

3. 小儿少尿的标准为：学龄儿童_____，学龄前儿童_____，婴幼儿_____。无尿的标准为每日尿量_____。

四、简答题和问答题

1. 急性肾小球肾炎的主要护理诊断有哪些？（至少写出三个）

2. 如何对急性肾小球肾炎的患儿做饮食管理？

五、病例分析题

1. 患儿 8 岁，患上呼吸道感染 2 周后，出现食欲减退、乏力、尿少、水肿。体温 37.5℃、血压增高。尿蛋白、红细胞（＋），补体 C3 降低。问：该患儿最有可能患有疾病？应如何休息？

2. 10 岁男孩，全身高度水肿，血浆总蛋白 40g/L，白蛋白 1.6g/L，尿蛋白（＋＋＋），血红蛋白 80g/L，血压 80/60mmHg。问：该患儿最有可能患有哪种疾病？如何进行皮肤护理？

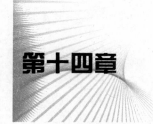

第十四章

神经系统疾病患儿的护理

学习内容提炼，涵盖重点考点

一、小儿神经系统解剖生理特点

1. 脑和脊髓

（1）脑：小儿出生时大脑的重量约 370g，占体重的 10% ～ 12%。小儿皮层下中枢兴奋性较高，神经髓鞘形成不完善，兴奋和抑制容易扩散而产生泛化现象。

（2）脊髓：生后脊髓的发育落后于脊柱，故婴幼儿腰椎穿刺位置要低，以 4 ～ 5 腰椎间隙为宜，4 岁后与成人相同。

2. 神经反射

（1）出生即存在，终身不消失的反射：角膜反射、结膜反射、瞳孔反射、咽反射及吞咽反射。减弱或消失提示神经系统有病理改变。

（2）出生时存在，以后逐渐消失的反射：觅食反射、吸吮反射、握持反射、拥抱反射、颈肢反射，于生后 3 ～ 4 个月消失。生后缺乏、短期存在后消失、该消失时仍存在属异常。

（3）出生不存在，以后逐渐出现并终生存在的反射：腹壁反射、提睾反射、各种腱反射、降落伞反射、平衡反射。新生儿期不易引出，至 1 岁时才稳定；提睾反射正常时可有轻度不对称。

（4）病理反射：巴宾斯基征、戈登征、查多克征、奥本海姆征等。<2 岁引出踝阵挛、巴宾斯基征（+）可为生理现象，2 岁以后出现为异常。

（5）脑膜刺激征：颈强直、凯尔尼格征、布鲁津斯基征。婴儿颅缝和囟门未闭可缓解颅内压，脑膜刺激征可不明显或出现较晚。

二、化脓性脑膜炎

1. 疾病概述

（1）病原菌：在我国 80% 以上由流感嗜血杆菌、肺炎双球菌（肺炎链球菌）、脑膜炎双球菌引起，但不同年龄致病菌有所不同（表 14-1）。其感染途径主要是通过上呼吸道或皮肤，经血液循环波及脑膜。

表 14-1　不同年龄化脓性脑膜炎的常见致病菌

年龄	常见致病菌
新生儿~3个月	大肠埃希菌、溶血性链球菌、金黄色葡萄球菌
3个月~5岁	流感嗜血杆菌、肺炎链球菌、脑膜炎双球菌
>5岁年长儿	肺炎链球菌、脑膜炎双球菌

（2）临床表现：起病较急，发病数日前常有上呼吸道或消化道感染症状。

1）典型表现：①全身中毒症状：高热、精神烦躁或萎靡、疲乏无力、面色青灰等；②颅内压增高表现：剧烈头痛、喷射性呕吐、视神经乳头水肿、惊厥等，严重者出现脑疝；③脑膜刺激征阳性：颈强直、凯尔尼格征及布鲁津斯基征阳性。

2）非典型表现：3 个月以下患儿常表现为体温升高或降低、面色苍白或发绀、拒乳、呕吐、脑性尖叫、两眼凝视、前囟饱满、颅缝增宽等，而颅内高压症和脑膜刺激征却不明显。

3）并发症：硬脑膜下积液（最常见）、脑积水、脑室管膜炎等。

（3）辅助检查：脑脊液（CSF）检查为本病确诊的重要依据。特点：外观混浊或脓性，压力增高；白细胞明显增多达 $1000 \times 10^6/L$ 以上，以中性粒细胞为主；蛋白质含量增高，糖和氯化物含量降低；涂片或细菌培养可找到致病菌。外周血白细胞总数明显增高，可达 $20 \times 10^9/L \sim 40 \times 10^9/L$，以中性粒细胞增高为主，占 80% 以上。

（4）治疗原则：主要是抗生素进行病原学治疗。抗生素使用原则：①选用敏感、易透过血-脑屏障、毒性低的抗生素；②早期、足量、足疗程、联合、静脉给药。

2. 护理

（1）维持正常体温：保持病室温度在 18 ~ 22℃，湿度 50% ~ 60%；每 4h 测量体温 1 次，当体温超过 38.5℃时，应及时给予物理或药物降温，要求在 30min 内使体温降至正常水平；体温不升者应注意保暖。

（2）*密切观察病情，防治并发症：15 ~ 30min 巡视病房 1 次，严密观察患儿生命体征、神志，瞳孔的变化。腰穿后指导患儿去枕平卧 4 ~ 6h，以免引起头痛。若患儿出现躁动不安、频繁呕吐、惊厥及四肢肌张力增高、意识障碍、前囟饱满等表现提示颅内压增高；若出现呼吸节律不规则、两侧瞳孔不等大或忽大忽小、对光反射迟钝或消失、血压升高等，提示脑疝。出现上述情况应立即用 20% 甘露醇降低颅内压；若在治疗中出现高热不退或退而复升、前囟饱满、颅缝裂开、频繁呕吐应考虑有硬脑膜下积液等并发症存在，可做颅骨透照、头颅 CT 等检查。

（3）防止外伤和窒息：惊厥发作时，保持安静，各项操作与治疗尽量集中进行，减少移动和刺激患儿，侧卧位或头偏向一侧，及时清除呼吸道分泌物及口腔呕吐物；保持呼吸道通畅，以防止误吸；遵医嘱应用地西泮等止惊药物。

三、病毒性脑炎、脑膜炎

1. 疾病概述

（1）病因：80% 以上由肠道病毒（如柯萨奇病毒）引起。

（2）临床表现：与化脑相似，可有颅内压增高、惊厥、意识障碍、运动障碍、精神障碍，病理征和脑膜刺激征可呈阳性。鉴别主要靠脑脊液检查。

（3）脑脊液检查：压力增高，外观清亮，白细胞总数多在 300×10^6/L 以下，以淋巴细胞为主，蛋白质轻度增高或正常，糖和氧化物正常。

（4）治疗原则：本病有自限性，急性期正确的支持与对症治疗是关键。

2. 护理

与化脑相似。

模拟试题测试，提升应试能力

一、选择题

（一）以下每一道考题下面有 **A. B. C. D. E** 五个备选答案。请从中选择一个最佳答案。（**A1 /A2 型题**）

1. 新生儿出生时存在，以后逐渐消失的神经反射是（　　　）

A. 角膜反射　　　　　　　B. 拥抱反射　　　　　　　C. 结膜反射

D. 瞳孔反射　　　　　　　E. 吞咽反射

2. 出生时存在以后永不消失的反射有（　　　）

A. 觅食反射　　　　　　　B. 握持反射　　　　　　　C. 角膜反射

D. 拥抱反射　　　　　　　E. 提睾反射

3. 新生儿化脓性脑膜炎细菌入侵途径最常见的是（　　　）

A. 呼吸道　　　　　　　　B. 脐部　　　　　　　　　C. 胃肠道

D. 泌尿道　　　　　　　　E. 邻近组织

4. 新生儿及 2 个月以内的婴儿化脓性脑膜炎最常见的致病菌是（　　　）

A. 大肠埃希菌　　　　　　B. 金黄色葡萄球菌　　　　C. 绿脓杆菌

D. 溶血性链球菌　　　　　E. 脑膜炎双球菌

5. 关于新生儿脑脊液的描述，下列错误的是（　　　）

A. 新生儿脑脊液较多　　　　　　　B. 正常脑脊液外观透明

C. 新生儿脑脊液压力低　　　　　　D. 新生儿脑脊液抽取困难

E. 氯化物含量 117 ～ 127mmol/L

6. 新生儿化脓性脑膜炎，下列哪项临床表现不符（　　　）

A. 发热或体温不升　　　　　　　　B. 体温升高明显

C. 脑膜刺激征多不明显　　　　　　D. 前囟饱满

E. 惊厥

7. 确诊化脓性脑膜炎的主要依据是（　　　）

A. 病史　　　　　　　　　B. 临床表现　　　　　　　C. 脑脊液病原学检查

D. 脑超声波检查　　　　　E. 头部 CT

8. 典型的化脓性脑膜炎的脑脊液改变是（　　　）

A. 细胞数增高、蛋白增高、糖增高

B. 细胞数增高、蛋白增高、糖正常

C. 细胞数增高、蛋白正常、糖增高

D. 细胞数正常、蛋白增高、糖下降

E. 细胞数增高、蛋白增高、糖下降

9. 胎儿时期第一个形成且发育最快的系统是（　　　）

A. 循环系统　　　　　　B. 神经系统　　　　　　C. 消化系统

D. 泌尿系统　　　　　　E. 生殖系统

10. 患儿，男，5 岁，患化脓性脑膜炎，腰椎穿刺术后，去枕平卧 6h 的目的是防止出现（　　　）

A. 休克　　　　　　　　B. 脑疝　　　　　　　　C. 头痛

D. 惊厥　　　　　　　　E. 呕吐

11. 患儿，男，3 岁，因化脓性脑膜炎入院。脑脊液细菌培养显示为脑膜炎双球菌感染。进行抗菌治疗首选的抗生素是（　　　）

A. 青霉素　　　　　　　B. 阿奇霉素　　　　　　C. 氯霉素

D. 庆大霉素　　　　　　E. 链霉素

12. 患儿，男，2 岁，化脓性脑膜炎。入院后出现意识不清，呼吸不规则，两侧瞳孔不等大，对光反射迟钝。该患儿目前最可能的并发症（　　　）

A. 脑积水　　　　　　　B. 脑脓肿　　　　　　　C. 脑室管膜炎

D. 脑疝　　　　　　　　E. 脑神经损伤

13. 患儿，男，4 岁。以病毒性脑膜脑炎入院。经积极治疗，初右侧肢体仍活动不利，其他临床症状明显好转，家长要求回家休养，护士为其进行出院指导，不妥的是（　　　）

A. 给予高热量、高蛋白、高维生素饮食

B. 患侧肢体保持功能位，尽量减少活动

C. 指导用药的注意事项

D. 保持患儿心情舒畅

E. 指导定期随访

14. 患儿，女，3 岁。因化脓性脑膜炎入住 ICU。患儿母亲不吃不喝，在门口来回走动。见到医生或护士就紧紧拉住问个不停。此时，患儿母亲的心理状态是（　　　）

A. 抑郁　　　　　　　　B. 绝望　　　　　　　　C. 狂躁

D. 恐惧　　　　　　　　E. 焦虑

15. 患儿，男，8 岁。因癫痫入院治疗好转后出院。患儿家长的哪项陈述提示对疾病认知不足，需要进一步进行健康指导（　　　）

A. "孩子在家休息的时候我会安排家人时刻照顾"

B. "孩子可以参加集体活动，如春游等"

C. "我会注意监护孩子，不要受外伤"

D. "我要让孩子适当锻炼，多跑步、游泳"

E. "我要和学校联系，说明孩子的病情"

16. 某化脓性脑膜炎患儿出现烦躁不安，频繁呕吐，四肢肌张力明显增高，双侧瞳孔大小不等、对光反射迟钝，应高度警惕患儿出现（　　　）

A. 惊厥　　　　　　B. 脱水　　　　　　C. 脑疝

D. 呼吸衰竭　　　　E. 代谢性酸中毒

17. 2 岁小儿，疑为化脓性脑膜炎，做脑脊液检查，腰椎穿刺的适宜位置是（　　　）

A. 第 1～2 腰椎间隙　　B. 第 2～3 腰椎间隙　　C. 第 3～4 腰椎间隙

D. 第 4～5 腰椎间隙　　E. 第 1～5 腰椎间隙

18. 患儿，4 个月，因化脓性脑膜炎入院。遵医嘱静脉给 20% 甘露醇降低颅内压，操作错误的是（　　　）

A. 用药前检查药液有无结晶

B. 不能跟其他药液混用

C. 药液有结晶应加碱性溶液使其消失

D. 应 30min 内迅速静脉滴入

E. 静脉输液时防止药液外渗

19. 对化脓性脑膜炎患儿的处理，正确的是（　　　）

A. 保持安静，头侧位以防窒息

B. 硬脑膜下穿刺时应侧卧位，固定头部

C. 重症患儿输液速度宜快，防止休克

D. 颅内压高时应适量放出脑脊液

E. 硬脑膜下积液者可穿刺放液，每次不少于 30ml

20. 治疗病毒性脑膜炎首选的药物是（　　　）

A. 阿昔洛韦　　　　　　B. 红霉素　　　　　　C. 氯霉素

D. 庆大霉素 E. 妥布霉素

（二）以下提供若干个案例，每个案例有若干个考题，请根据提供的信息，在每题的 A. B. C. D. E 五个备选答案中选择一个最佳答案。（ A3/ A4 型题 ）

（21～22 题共用题干 ）

患儿男，5 岁。因发热、头痛 2 天入院。入院后精神萎靡，并出现喷射性呕吐 2 次。查体：T39.5℃，前囟膨隆。脑脊液检查：外观浑浊、压力高。血常规：WBC22.5×10^9/L，N 87%。

21. 该患儿可能患（ ）

A. 化脓性脑膜炎 B. 高热惊厥 C. 病毒性脑炎

D. 结核性脑膜炎 E. 蛛网膜下腔出血

22. 针对该患儿采取的护理措施错误的是（ ）

A. 保持室温在 18～20℃，湿度 50%～60%

B. 给予降温处理

C. 不能进食者，给予鼻饲

D. 严密观察患儿生命体征、神志、瞳孔的变化

E. 对有神经系统后遗症的患儿，指导家长不宜对患儿过早进行功能训练

二、名词解释

化脓性脑膜炎

三、填空题

1. 化脓性脑膜炎的并发症有_____、_____、_____、_____，其中最常见大的并发症是_____。

2. 脑膜刺激征包括_____、_____、_____。

3. 化脓性脑膜炎临床特征主要包括_____、_____、_____、_____、_____、_____等。

4. 引起化脓性脑膜炎主要的细菌有_____、_____、_____，最常见的感染途径是_____。

5. 婴幼儿做腰穿的部位在_____椎间隙为宜，_____岁后同成人在_____椎间隙。

6. 化脓性脑膜炎的脑脊液检查：外观典型表现为_____镜检白细胞_____，以_____细胞为主；生化检查：蛋白_____，糖_____，氯化物_____。

四、简答题和问答题

1. 试述化脓性脑膜炎脑脊液的典型改变。

2. 试述化脓性脑膜炎患儿颅内高压的临床表现有哪些？并发脑疝时的临床表现有哪些？

五、病案分析题

患儿，男，9月龄，近来不吃奶，发热，烦躁不安，哭闹，有时尖叫，易激惹。今早突然不省人事，全身抽动。查体：T38.3℃，脉搏：140～160次/分钟，呼吸：58次/分钟。嗜睡，反应差，前囟略紧张，双肺呼吸音弱，口周发青，四肢肌张力低。辅助检查：血常规 WBC15×10^9/L，N 87%。

问：患儿可能患有什么疾病？确诊需要做哪些检查？脑脊液的变化有哪些？主要的治疗措施是有哪些？

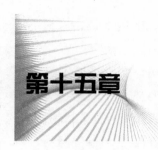

第十五章

传染病患儿的护理

学习内容提炼，涵盖重点考点

一、小儿传染病的护理管理

1. 传染过程

传染是病原体进入人体后，与人体相互作用、相互斗争的过程，产生 5 种不同的结局：病原体被清除、隐性感染、显性感染、病原携带状态、潜在性感染。

2. 传染病的特点

（1）传染病的基本特征：有病原体，有传染性（传染病有传染性的时期称为传染期，是决定传染病病人隔离期限的依据），有流行性、季节性、地方性、周期性，有免疫性。

（2）传染病流行的 3 个基本环节：传染源、传播途径、人群易感性，受自然因素和社会因素影响。

（3）传染病的临床特点：有明显的阶段性，分为潜伏期、前驱期、症状明显期、恢复期 4 个阶段。

3. 传染病的预防

包括：控制传染源、切断传播途径、保护易感人群；对传染病患者、病原携带者管理应做到"五早"：早发现、早诊断、早报告、早隔离、早治疗；对传染病接触者应进行检疫，检疫期限为最后接触日至该病的最长潜伏期；预防接种是预防传染病的最有利武器。

4. 传染病的分类

（1）甲类传染病：包括鼠疫、霍乱2种，城镇要求2h内上报，农村不超过6h。

（2）乙类传染病：包括传染性非典型肺炎、艾滋病、病毒性肝炎、脊髓灰质炎、人感染性高致病性禽流感、麻疹、流行性出血热、狂犬病、流行性乙型脑炎、登革热、炭疽、细菌性和阿米巴性痢疾、肺结核、伤寒和副伤寒、流行性脑脊髓膜炎、百日咳、白喉、新生儿破伤风、猩红热、布鲁菌病、淋病、梅毒、钩端螺旋体病、血吸虫病、疟疾25种，城镇要求12h内上报，农村不超过24h；其中传染性非典型肺炎和人感染性高致病性禽流感按甲类传染病管理。

（3）丙类传染病：包括流行性感冒、流行性腮腺炎、风疹、急性出血性结膜炎、麻风病、流行性和地方性斑疹伤寒、黑热病、包虫病、丝虫病，除霍乱、细菌性和阿米巴性痢疾、伤寒和副伤寒以外的感染性腹泻10种，按乙类传染病方法报告。

5. 小儿传染病的护理管理

（1）传染病的隔离：隔离是防止传染病播散的重要措施，目前我国大多数医院实行A系统隔离法。

1）呼吸道隔离（蓝色标志）：适用于经空气传播的呼吸道传染病。

2）消化道隔离（棕色标志）：适用于消化道传染病。

3）严密隔离（黄色标志）：适用于有高度传染性及致死性传染病。

4）接触隔离（橙色标志）：适用于预防高度传染性及有重要流行病学意义的感染。

5）血液（体液）隔离（红色标志）：适用于因直接或间接接触感染的血液及体液引起的传染病。

6）脓汁（分泌物）隔离（绿色标志）：适用于因直接或间接接触感染部位的脓液或分泌物引起的感染。

7）结核菌隔离（灰色标志）：适用于肺结核痰涂片阳性者或X线检查为活动性肺结核者。

（2）传染病的消毒：分预防性消毒和疫源地消毒，方法有物理消毒和化学消毒。

（3）小儿传染病的一般护理：建立预诊制度（传染病门诊应与普通门诊分开，患儿预诊后按不同病种分别在指定的诊室进行诊治）、严格执行隔离消毒制度、及时报告疫情、密切观察病情、指导休息、保证营养供给、加强心理护理、开展健康教育。

二、麻疹

1. 疾病概述
（1）病原学及流行病学特点：见表 15-1。
（2）临床特点：①前驱期：为 3～4d，主要表现有发热、上呼吸道炎、眼结合膜炎、麻疹黏膜斑［柯氏斑（Koplik spots）是特异性体征，具有早期诊断价值］；②出疹期：为 3～5d，发热、呼吸道症状达高峰，体温高峰时出疹，初见于耳后发际，渐延及额面部和颈部，再自上而下至躯干、四肢，乃至手掌足底，呈淡红色斑丘疹，疹间皮肤正常；③恢复期：为 3～5d，皮疹按出疹顺序消退，疹退处有米糠样脱屑及褐色色素沉着。支气管肺炎为本病最常见并发症。用酶联免疫吸附试验检测血清中特异性 IgM 抗体，有早期诊断价值。

表 15-1　几种常见传染病病原学及流行病学特点比较

项目	麻疹	水痘	猩红热	流行性腮腺炎	中毒型细菌性痢疾
好发季节	冬春季	冬春季	冬春季	冬春季	夏秋季
病原体	麻疹病毒	水痘-带状疱疹病毒	A组β溶血性链球菌	腮腺炎病毒	痢疾杆菌（我国以福氏志贺菌多见）
传染源	麻疹患者是唯一的传染源	水痘患者是唯一的传染源	患者及带菌者	患者及隐性感染者	患者及带菌者
传染期及隔离期	潜伏期末至出疹后5d；并发肺炎者至出疹后10d	出疹前1～2d至疱疹结痂或出疹后7d	隔离至咽拭子培养3次阴性，一般为1周	腮腺肿大前1d至消肿后3d	隔离至症状消失后1周或大便培养3次阴性
主要传播途径	呼吸道	呼吸道及接触传播	呼吸道	呼吸道	消化道（粪-口）
易感人群	6月～5岁小儿	婴幼儿、学龄前儿童	3～7岁小儿	5～14岁小儿	3～5岁体格健壮儿童
病后免疫力	终生持久免疫	终生持久免疫	获得同一菌型抗菌免疫和同一外毒素抗毒免疫	终生持久免疫	病后免疫力短暂，不同菌群与血清型间无交叉免疫

2. 护理

处理高热时要兼顾透疹，不宜用药物或物理方法强行降温，忌用冷敷及酒精擦浴，以免影响透疹，体温 >40℃时可用小剂量退热剂或温水擦浴；隔离患儿至出疹后 5d，有并发症者至出疹后 10d，密切接触的易感儿隔离观察 3 周。

三、水痘

1. 疾病概述

（1）病原学及流行病学特点：见表 15-1。

（2）临床特点：①皮疹分批出现，可见斑疹、丘疹、疱疹及结痂同时存在，为水痘皮疹的重要特征；②皮疹呈向心性分布，主要位于躯干，其次头面部，四肢较少，为水痘皮疹的另一特征；③黏膜疱疹可出现在口腔、咽、结膜、生殖器等处，易破溃形成溃疡；④并发症以皮肤继发细菌感染常见；⑤治疗首选阿昔洛韦，在发病 24h 内应用效果更佳；⑥禁用阿司匹林降温，正在应用免疫抑制剂、糖皮质激素的患儿应尽快减量或停药（忌用激素）。

2. 护理

维持皮肤完整性；降低体温；观察病情；隔离至疱疹全部结痂或出疹后 7d，易感儿接触后应隔离观察 3 周。

四、猩红热

1. 疾病概述

（1）病原学及流行病学特点：见表 15-1。

（2）临床特点：起病急，以发热、咽峡炎、杨梅舌、全身弥漫性红色皮疹及疹退后皮肤脱屑为特征。发病后 1～2d 出疹，先耳后、颈部、腋下和腹股沟，24h 波及全身；皮疹形态为弥漫性针尖大小、密集的点状红色皮疹，压之褪色，有砂纸感，疹间无正常皮肤，伴瘙痒；贫血性皮肤划痕、帕氏线、杨梅舌为猩红热的特征。1 周后皮疹按出疹顺序开始脱皮，轻者呈糠屑样，重者呈大片状脱皮，手、脚呈"手套"、"袜套"状。并发症为急性肾小球肾炎、风湿热；鼻咽拭子培养出 A 组 β 溶血性链球菌为确诊的依据；抗生素治疗首选青霉素。

2.护理

降低体温；保持皮肤、黏膜完整性；预防并发症；呼吸道隔离至症状消失后 1 周，咽拭子培养连续 3 次阴性，有化脓性并发症者应隔离至治愈为止；密切接触者隔离观察 7d。

五、流行性腮腺炎

1.疾病概述

（1）病原学及流行病学特点：见表 15-1。

（2）临床特点：临床以腮腺非化脓性肿胀、疼痛为特征。通常一侧腮腺先肿大，腮腺肿大以耳垂为中心，边缘不清，表面热而不红，触之有弹性感，伴有疼痛及压痛，张口、咀嚼、食酸性食物时胀痛加剧。并发症有脑膜脑炎（最常见）、睾丸炎及卵巢炎、急性胰腺炎等。90% 患儿发病早期血清及尿淀粉酶增高；血清特异性 IgM 抗体阳性提示近期感染。本病有自限性，主要是对症处理。

2.护理

鼓励患儿多喝水，忌酸、辣、硬而干燥的食物，腮腺肿痛可局部冷敷；并发睾丸炎者局部给予冷敷，并将阴囊托起以减轻疼痛；隔离至腮腺肿大消退后 3d，密切接触的易感儿隔离观察 3 周。

六、中毒型细菌性痢疾

1.疾病概述

（1）病原学及流行病学特点：见表 15-1。

（2）临床特点：急起高热、反复惊厥、嗜睡、昏迷，迅速发生循环衰竭和（或）呼吸衰竭，而早期肠道症状可很轻或无；主要分为休克型（主要表现为感染性休克）、脑型（主要表现为颅内压增高、脑水肿和脑疝）、肺型（主要表现为呼吸窘迫综合征）3 型。典型大便为黏液脓血便，镜检可见大量脓细胞、红细胞和吞噬细胞；大便培养出志贺菌属痢疾杆菌是确诊依据。送检标本应做到尽早、新鲜，选取黏液脓血部分多次送检，尚无腹泻的早期病例，可用生理盐水灌肠后做大便检查。

2.护理

降温止惊，控制感染（常用阿米卡星、头孢噻肟钠、头孢曲松钠等），扩容、抗休克（用2：1等张含钠液、低分子右旋糖酐等），降低颅内压（用20%甘露醇）；患儿应消化道隔离至症状消失后1周或大便培养3次阴性；采取"三管二灭"，即管理水源、饮食、粪便，灭苍蝇、蟑螂。

七、流行性乙型脑炎

1.疾病概述

（1）病原学及流行病学特点：乙脑是由乙脑病毒引起的人畜共患的自然疫源性疾病；动物和人均可作为传染源，其中猪是主要传染源及中间宿主；主要通过蚊虫叮咬传播，该病具有严格的季节性，集中于7、8、9月份；普遍易感，以隐性感染最为常见，感染后可获得持久免疫。

（2）临床特点：以高热、意识障碍、抽搐、脑膜刺激征阳性为特征。①初期：头痛是最早出现和最常见的症状；②极期：出现高热，意识障碍，抽搐，呼吸衰竭.脑膜刺激征；③恢复期：精神神经症状逐日好转，约2周恢复，如6个月内仍未恢复，称为乙脑后遗症。其中，高热、惊厥及呼吸衰竭是乙脑极期的严重症状，常死于呼吸衰竭。脑脊液外观无色透明或稍浊，压力高，白细胞多至（50～500）×10^6/L，以中性为主，糖偏低或高，氯化物正常，蛋白质增高。特异性IgM抗体在病后3～4d即可出现，2周达到高峰，有早期诊断价值。目的尚无特效抗乙脑病毒药物，必须重视对症治疗，认真把好"三关"；高热、惊厥和呼吸衰竭。

2.护理

维持正常体温；观察病情变化，及时发现和处理并发症；加强营养；预防感染。

八、小儿结核病

（一）总论

小儿结核病以原发型肺结核最常见，结核性脑膜炎是致死的主要原因。

1997 年开始 WHO 将每年的 3 月 24 日定为"世界结核病防治日"。

1. 病原学及流行病学

结核杆菌属分枝杆菌，染色具有抗酸性，对人类致病的主要是人型和牛型结核杆菌，以人型多见。结核菌经 65℃ 30min 或干热 100℃ 20min 可灭活，用 5% 石炭酸或 20% 漂白粉经 24h 才能杀灭。开放性肺结核病人为主要传染源，呼吸道为主要传播途径，未接种过卡介苗的人群普遍易感，年龄越小，患病率越高。

2. 发病机制

小儿初次感染结核杆菌后是否发病，主要取决于结核杆菌的数量、毒力及机体抵抗力的强弱。感染结核杆菌 4～8 周后产生迟发型（Ⅳ型）变态反应和免疫力。

3. 结核菌素试验

测定受试者是否感染过结核杆菌。小儿感染结核杆菌 4～8 周后结核菌素试验呈阳性反应，属迟发型（Ⅳ型）变态反应。

（1）试验方法：取 PPD 试验液 0.1ml（含 5 个结核菌素单位，一般浓度是 1：2000），在左前臂掌侧面中、下 1/3 交界处皮内注射，使之形成直径为 6～10mm 的皮丘。若患儿结核变态反应强烈如患结节性红斑、疱疹性结膜炎、一过性多发性结核过敏性关节炎等，宜用 1 个结核菌素单位的 PPD 试验。

（1）结果判断：48～72h 后观察反应结果，以 72h 为准。以局部硬结的直径大小（横、纵两径的平均值）来判断反应强度，见表 15-2。

表 15-2　结核菌素试验结果判断

结果	判断符号	反应强度
阴性	-	硬结平均直径 <5mm
阳性	+	硬结平均直径 5～9mm
中度阳性	++	硬结平均直径 10～19mm
强阳性	+++	硬结平均直径 ≥ 20mm
极强阳性	++++	局部有水疱、破溃、淋巴管炎及双圈反应等

（3）临床意义★：

1）阳性反应：①接种卡介苗后；②年长儿无明显临床症状仅呈一般阳性反应，表示曾感染过结核杆菌，但不一定有活动病灶；③ 3 岁以下尤其是 1 岁以内未接种过卡介苗者，阳性反应多表示体内有新的结核病灶，年龄越小，活动性结核可能性越大；④强阳性和极强阳性反应者，表示体内有活动性结核病；⑤由阴性转为阳性，或反应强度从原直径 <10mm 增至 >10mm，且增幅 >6mm，表示新近有感染。

2）阴性反应：①未感染过结核；②结核变态反应初期（初次感染后 4～8 周内）；③机体免疫反应受抑制呈假阴性反应，如重症结核病、急性传染病（麻疹、水痘、百日咳等）、体质极度衰弱者（重度营养不良、重度脱水等）、原发或继发免疫缺陷病、应用糖皮质激素或免疫抑制剂治疗时；④技术误差或结核菌素失效。

4. 辅助检查

从痰、胃液、脑脊液、浆膜腔液中找到结核杆菌为确诊依据，胸部 X 线检查是筛查小儿结核病的重要手段。

5. 预防

（1）控制传染源：早期发现并合理治疗结核菌涂片阳性病人是预防小儿结核病的根本措施。

（2）接种卡介苗：是预防小儿结核病的有效措施，接种对象为新生儿和结核菌素试验阴性的小儿。下列情况禁止接种卡介苗：①先天性胸腺发育不全或严重联合免疫缺陷病患者；②急性传染病恢复期；③注射局部有湿疹或患全身性皮肤病；④结核菌素试验阳性者。

（3）预防性服药：首选异烟肼，10mg/（kg·d），疗程 6～9 个月。适应证：①密切接触家庭内开放性肺结核者；②3 岁以下婴幼儿未接种卡介苗而结核菌素试验阳性者；③结核菌素试验新近由阴性转为阳性者；④结核菌素试验阳性伴结核中毒症状者；⑤结核菌素试验阳性，新近患麻疹、百日咳等急性传染病者；⑥结核菌素试验阳性而需较长时间使用肾上腺皮质激素或其他免疫抑制剂者。

6. 治疗原则

主要应用抗结核药物治疗，原则为：早期、适量、联合、规律、全程、分段。

（1）常用抗结核药物：分为杀菌药（全杀菌药和半杀菌药）及抑菌药两类（表 15-3）。

表 15-3 小儿常用抗结核药物

	药物	每日剂量（mg/kg）	副作用及注意事项
全杀菌药	异烟肼（1NH/H）	10～20（≤300mg/d）	肝毒性、末梢神经炎、过敏、皮疹；可加服维生素B₆预防末梢神经炎，每月查肝功能
	利福平（RFP/R）	10～15（≤450mg/d）	肝毒性、胃肠道及过敏反应；与异烟肼合用可增加对肝脏雄性，多在治疗头2个月出现；每月查肝功能
半杀菌药	链霉素（SM/S）	20～30（≤0.75g/d）	耳、肾毒性、过敏、皮疹；细心观察前庭和听力功能，定期查肾功能
	吡嗪酰胺（PZA/Z）	20～30（≤0.75g/d）	肝毒性、高尿酸血症、关节痛等；每月查肝功能，适时查血尿酸
抑菌药	乙胺丁醇（EMB/E）	15～25	视神经炎、皮疹；每月查视力、视野及辨色力
	乙硫异烟肼（ETH）	10～15	肝毒性、胃肠道反应、过敏、皮疹、末梢神经炎；定期查肝功能

（2）化疗方案：①标准疗法适用于无明显自觉症状的原发型肺结核，疗程9～12个月；②两阶段疗法适用于治疗活动性原发型肺结核、急性粟粒性肺结核和结核性脑膜炎；③短程疗法是结核病现代疗法的重大进展，疗程6个月。

（二）原发型肺结核

1. 疾病概述

（1）概念：是结核菌初次侵入肺部后发生的原发感染，是小儿肺结核的主要类型。包括原发综合征和支气管淋巴结结核。原发综合征由肺原发病灶、局部淋巴结病变和两者相连的淋巴管炎组成，胸片呈"哑铃状"双极影。

（2）临床表现：主要表现为结核中毒症状。轻症仅在胸片检查时发现，婴幼儿及症状较重者可急性高热起病，2～3周后转为低热。若胸内淋巴结高度肿大可产生压迫症状，部分患儿有疱疹性结膜炎、结节性红斑等结核过敏表现。肺部体征不明显，与肺内病变不一致。

2. 护理

（1）首要的护理问题是营养失调（低于机体需要量），应加强饮食护理，给予高能量、高蛋白、高维生素、富含钙质的食物。

（2）维持体温正常：观察体温变化，给予降温处理；发热是由于结核杆菌毒素的作用，遵医嘱正确使用抗结核药物，一般1～2周后体温即可控制。

（3）建立合理生活制度：注意休息，保证充足睡眠，减少体力消耗，恢复活动耐力。

（4）用药护理：

1）合理用药：异烟肼和利福平宜在晨起时顿服，利于吸收；使用异烟肼时加服维生素 B_6，可预防末梢神经炎，但两者服药时间要分开（因维生素 B_6 可降低异烟肼的抗菌力）。

2）观察药物副作用：见表15-3。

（5）预防传播感染：活动性原发型肺结核患儿应采取呼吸道隔离，对患儿呼吸道分泌物、食具、痰杯及污染的衣物等进行消毒处理，以防疾病传播。

（三）急性粟粒型肺结核

多在原发感染后6个月内发生；结核杆菌经肺动脉播散引起急性粟粒型肺结核，经肺静脉播散则引起全身性粟粒型结核病；胸部X线检查对诊断有决定性意义，一般于发病后2～3周摄片，两肺可见分布均匀、大小一致的粟粒状阴影；结核菌素试验阳性，重症患儿可呈假阴性；痰或胃液中可查到结核杆菌。

（四）结核性脑膜炎

结核性脑膜炎是小儿结核病最严重的类型和致死的主要原因，多在初染结核后6个月内发生，婴幼儿多见。临床表现分早、中、晚3期，早期主要症状为性格改变，中期主要表现为颅内压增高和脑膜刺激征阳性，晚期进入昏迷，惊厥频繁发作，甚至发生脑疝。脑脊液特点：外观透明或呈毛玻璃样，静置12～24h后可有蜘蛛网状薄膜形成，白细胞数（50～500）×10^6/L，分类以淋巴细胞为主，蛋白定量增加，糖和氯化物含量均下降（为结脑典型改变）；脑脊液结核杆菌培养阳性是确诊依据。胸片证明有血行播散型结核病对确诊结脑有重要意义。抗结核药物治疗（用4种杀菌药）和降低颅内压是主要措施。

模拟试题测试，提升应试能力

一、选择题

（一）以下每一道考题下面有 A. B. C. D. E 五个备选答案。请从中选择一个最佳答案。（A1 /A2 型题）

1. 构成传染过程必须具备的三个因素是（　　　）

A.传染源、传播途径、易感人群

B.病原体、社会因素、自然因素

C.屏障作用、吞噬作用、体液作用

D.病原体的数量、致病力、特异性定位

E.病原体、人体和病原体所处的环境

2.属于甲类传染病的是（　　）

A.疟疾　　　　　　　B.炭疽　　　　　　　C.艾滋病

D.黑热病　　　　　　E.鼠疫

3.属于乙类传染病，但按照甲类传染病管理的疾病是（　　）

A.伤寒　　　　　　　B.破伤风　　　　　　C.霍乱

D.鼠疫　　　　　　　E.传染性非典型肺炎

4.麻疹的主要传播途径是（　　）

A.虫媒传播　　　　　B.血液传播　　　　　C.飞沫传播

D.消化道传播　　　　E.接触传播

5.麻疹患儿具有传染性的时段是（　　）

A.出疹前 5d 至出疹后 5d　　　　　B.出疹前 5d 至出疹后 10d

C.出疹前 10d 至出疹后 5d　　　　D.出疹前 10d 至出疹后 10d

E.出疹期

6.麻疹患儿面颊处出现白色麻疹黏膜斑是在哪一期（　　）

A.潜伏期　　　　　　B.前驱期　　　　　　C.出疹期

D.恢复期　　　　　　E.后遗症期

7.麻疹皮疹最初见于（　　）

A.躯干　　　　　　　B.四肢　　　　　　　C.颈部

D.耳后发际　　　　　E.面部

8.麻疹最常见的并发症是（　　）

A.脑炎　　　　　　　B.肺炎　　　　　　　C.喉炎

D.心肌炎　　　　　　E.结核

9.水痘具有传染性的时段是（　　）

A.出疹期

B.潜伏期

C.出疹前 1 ～ 2d 至全部疱疹结痂

D. 出疹前 5d 至第一批疹退

E. 出疹前 10d 至出疹后 5d

10. 水痘患儿皮疹的出疹顺序为（   ）

A. 斑疹—丘疹—疱疹—脓疱—结痂

B. 斑疹—疱疹—丘疹—脓疱—结痂

C. 丘疹—斑疹—疱疹—脓疱—结痂

D. 丘疹—疱疹—斑疹—脓疱—结痂

E. 斑疹—丘疹—脓疱—疱疹—结痂

11. 水痘皮肤病变的病理特征是（   ）

A. 仅限黏膜   B. 仅限表皮   C. 仅限真皮

D. 可侵及皮下组织   E. 可侵及肌层

12. 丘疹、水疱、结痂同时存在的出疹性疾病是（   ）

A. 麻疹   B. 幼儿急疹   C. 风疹

D. 猩红热   E. 水痘

13. 关于流行性腮腺炎的说法，错误的是（   ）

A. 由腮腺炎病毒引起

B. 腮腺以耳垂为中心，呈弥漫性肿胀

C. 腮腺部位面部皮肤发红

D. 患病后可获终生免疫

E. 病人及隐性感染者均有传染性

14. 患有流行性腮腺炎患儿具有传染性的时段为（   ）

A. 腮腺肿大前 1d 至消肿后 3d

B. 腮腺肿大前 1d 至出疹后 3d

C. 腮腺肿大前 2d 至消肿后 5d

D. 腮腺肿大前 3d 至消肿后 9d

E. 腮腺肿大期

15. 流行性腮腺炎应隔离至（   ）

A. 体温恢复正常

B. 腮肿完全消退后 3d

C. 腮肿完全消退，再观察 7d

D. 腮肿完全消退，再观察 9d

E. 发病后 3 周

16. 流行性腮腺炎的潜伏期为（　　　）

A. 6d   B. 9d   C. 12d

D. 15d   E. 18d

17. 对无并发症的急性腮腺炎患儿，正确的隔离方式是（　　　）

A. 保护性隔离   B. 接触性隔离   C. 血液隔离

D. 消化道隔离   E. 家中隔离

18. 关于流行性腮腺炎的护理措施，错误的是（　　　）

A. 忌酸、辣、硬而干燥的食物

B. 减轻腮腺肿痛，采用局部热敷

C. 用 4% 硼酸溶液漱口

D. 隔离患儿至腮腺肿大完全消退后·3d 为止

E. 采用头部冷敷、温水擦浴进行物理降温

19. 猩红热的主要致病菌是（　　　）

A. A 组乙型溶血性链球菌   B. 呼吸道合胞病毒

C. 肺炎链球菌   D. 金黄色葡萄球菌

E. 大肠埃希菌

20. 猩红热常见的并发症为（　　　）

A. 支气管炎   B. 喉炎   C. 心肌炎

D. 变态反应性疾病   E. 化脓性扁桃体炎

21. 中毒性菌痢多见于（　　　）

A. 新生儿   B. 婴幼儿   C. 儿童

D. 青年   E. 成人

22. 小儿中毒型细菌性菌痢的临床表现不包括（　　　）

A. 起病急骤   B. 反复惊厥

C. 精神萎靡、嗜睡、昏迷   D. 肠道症状严重

E. 迅速出现呼吸衰竭和循环衰竭

23. 典型中毒型菌痢患儿的粪便特点是（　　　）

A. 黏液脓血便   B. 灰陶土样便   C. 米汤水样便

D. 柏油样黑便   E. 果酱样便

24. 不属于结核毒性症状的是（　　　）

A. 午后低热 　　　　B. 盗汗 　　　　C. 食欲减退

D. 乏力 　　　　E. 体重增加

25. 下列适于接种卡介苗的是（　　）

A. 结核菌素试验阳性者 　　　　B. 急性传染病恢复期

C. 新生儿、结核菌素试验阴性者 　　　　D. 先天性胸腺发育不全

E. 急性淋巴细胞白血病患儿化疗期间

26. 下列哪项不属于小儿结核病活动性参考指标（　　）

A. 血沉增快 　　　　B. 发热 　　　　C. PPD 强阳性

D. 痰中找到结核菌 　　　　E. 胸片显示钙化灶

27. 预防小儿肺结核的有效措施是（　　）

A. 隔离患儿 　　　　B. 接种卡介苗 　　　　C. 禁止随地吐痰

D. 预防性服用抗结核药 　　E. 增强抵抗力

28. 3 岁幼儿，未患过水痘。现该幼儿班级里出现水痘患儿。该幼儿应在家隔离观察的时间是（　　）

A. 1 周 　　　　B. 2 周 　　　　C. 3 周

D. 4 周 　　　　E. 5 周

29. 患儿，男，2 岁。患猩红热入院治疗，现患儿处于脱屑期，躯干呈糠皮样脱屑，手足为大皮状脱皮，针对患儿该阶段的皮肤护理指导，错误的是（　　）

A. 观察脱皮进展情况 　　　　B. 勤换衣服，勤晒衣被

C. 用温水清洗皮肤，以免感染 　　　　D. 脱皮大时可用手轻轻撕掉

E. 剪短患儿指甲避免抓破皮肤

30. 患儿，女，10 个月。发热 4d，体温 39 ～ 40℃，同时伴流涕，查体：口腔黏膜充血、粗糙，在颊黏膜处可见白色点，耳后皮肤可见斑丘疹，护士考虑该患儿是（　　）

A. 麻疹 　　　　B. 水痘 　　　　C. 猩红热

D. 病毒疹 　　　　E. 幼儿急疹

31. 患儿女，5 岁，确诊水痘。抗病毒治疗首选药物为（　　）

A. 肾上腺皮质激素 　　　　B. 阿司匹林 　　　　C. 阿昔洛韦

D. 利巴韦林 　　　　E. 阿米卡星

32. 患儿，4 岁，突然出现发热，惊厥，经询问有不洁饮食史，该患儿可

能是（　　）

A. 急性上呼吸道感染　　B. 急性支气管炎　　　C. 急性细菌性痢疾

D. 急性喉炎　　　　　　E. 急性肾小球肾炎

33. 患儿，男，6岁，发热1d后出现皮疹，躯干多，四肢末端少，为红色斑丘疹，数小时后变成小水疱，痒感重，被诊断为水痘。针对该患儿的健康指导，错误的是（　　）

A. 流行期间少去公共场所

B. 饮食清淡，多饮水

C. 发热时可服用阿司匹林降温

D. 隔离至疱疹全部结痂或出疹后7d

E. 皮肤瘙痒难忍时可局部涂炉甘石剂

34. 患儿，男，2岁。发热，流涕，咳嗽3d就诊，体温39.5℃，查体：耳后发际处可见红色斑疹，疹间皮肤正常，在第一磨牙相对应的颊黏膜处可见灰白色点。入院后诊断为麻疹，最重要的依据是（　　）

A. 体温高热　　　　　　B. 疹间皮肤正常

C. 皮疹为红色斑疹　　　D. 皮疹从耳后发际处开始出现

E. 在第一磨牙相对应的颊黏膜处可见灰白色点

35. 患儿，女，5岁。2周前与水痘患儿有密切接触。现该患儿体温为39℃，胸前区出现红斑疹、丘疹，护士不能采用的降温措施是（　　）

A. 冰枕　　　　　　　　　　　　B. 温湿敷

C. 阿司匹林口服　　　　　　　　D. 适量对乙酰氨基酚口服

E. 吲哚美辛栓剂直肠用药

36. 患儿，女，4岁，患流行性腮腺炎第3天出现高热、头痛、呕吐，初步考虑该患儿并发了（　　）

A. 肾炎　　　　　　　　B. 胰腺炎　　　　　　C. 脑膜脑炎

D. 心肌炎　　　　　　　E. 支气管炎

37. 患儿，女，7岁，诊断急性腮腺炎。后出现腹痛，为查明患儿腹痛原因，应做下列哪项检查（　　）

A. 血糖　　　　　　　　B. 血及尿淀粉酶检查　　C. 肝功能检查

D. B超　　　　　　　　E. 腹腔穿刺

38. 患儿，女，5岁。发热、出疹3d，诊断为猩红热收住院。医生嘱家长

在病程 2 ~ 3 周时检查尿液。护士应向家属解释，检查的目的是（   ）

    A. 了解有无肾损害　　　B. 为控制活动量提供依据

    C. 决定饮食调整方案　　D. 了解药物副作用　　　E. 了解疾病恢复情况

39. 患儿，男，4 岁，诊断中毒性菌痢，进行隔离至何时，可解除隔离进入幼儿园（   ）

    A. 大便镜检恢复正常　　　　　　B. 大便次数恢复正常

    C. 体温恢复正常　　　　　　　　D. 大便培养连续 3 次阴性

    E. 临床症状消失

40. 患儿，女，3 岁。因高热、腹泻、进行性呼吸困难入院，考虑为中毒性细菌性痢疾。护士在为患者留取粪便标本时应注意（   ）

    A. 在抗菌治疗后采集标本　　　　B. 选择有黏液脓血部分的粪便送检

    C. 留取部分成形粪便送检　　　　D. 可多次采集标本，集中送检

    E. 患者无大便时用导泻剂后留取标本

41. 患儿，3 岁，结核菌素试验 72h，局部出现水疱、坏死，硬结直径为 17mm，判断结果为（   ）

    A.（－）　　　　　　B.（＋）　　　　　　C.（＋＋）

    D.（＋＋＋）　　　　E.（＋＋＋＋）

42. 某结核病患儿，发热、咳嗽、日渐消瘦 3 周，怀疑粟粒型肺结核，哪项检查最重要（   ）

    A. 结核菌素试验　　　B. 血沉　　　　　　C. X 线胸片

    D. 淋巴结活检　　　　E. 腰穿

（二）以下提供若干个案例，每个案例有若干个考题，请根据提供的信息，在每题的 A. B. C. D. E 五个备选答案中选择一个最佳答案。（A3/ A4 型题）

（43 ~ 46 共用题干）

患儿，女，4 岁，两周前与一麻疹患儿有密切接触史，3d 前出现发热、咳嗽，使用抗生素（不详）治疗效果不明显。查体：体温 39.5℃，精神差，球结膜充血，咽部充血，在其口腔两侧颊黏膜上相对于下白齿对应处，可见直径约 1.0mm 灰白色小点，周围有红晕，而后发际发现有少量浅红色斑丘疹，肺部可闻及明显湿啰音，以麻疹收入院。

43. 对该患儿采取的护理措施，错误的是（   ）

    A. 衣被合适，勿捂汗　　　　　　B. 出疹不畅可用鲜芫荽煎服

C.保持皮肤清洁　　　　　　　　　D.鼓励患儿是当下床活动

E.饮食宜清淡，易消化，少量多餐

44.该患儿在病程中出现声音嘶哑、气促、吸气性呼吸困难，吸气三凹征，可能是（　　　）

A.并发肺炎　　　　　　　B.并发喉炎　　　　　　　C.结核恶化

D.并发心肌炎　　　　　　E.以上都不对

45.该患儿口腔黏膜上出现的灰白色小点是（　　　）

A.鹅口疮　　　　　　　　B.口腔溃疡　　　　　　　C.麻疹黏膜斑

D.由疱疹病毒感染引起的　　　　　　　　E.以上都不对

46.对该患儿首要的护理诊断是（　　　）

A.体温过高　　　　　　　　　　　B.有皮肤完整性受损的危险

C.有继发感染的危险　　　　　　　D.有传播感染的危险

E.以上都不对

（47～49共用题干）

患儿，女性，3岁。发热1d后出现皮疹到门诊就诊。护理评估；体温39℃，脉搏100次/min，呼吸24次/min，精神面色可，耳后、发际及躯干有散在的红色斑丘疹和疱疹，咽部轻度充血，余阴性。

47.该小儿最有可能的诊断是（　　　）

A.麻疹　　　　　　　　　B.猩红热　　　　　　　　C.幼儿急疹

D.风疹　　　　　　　　　E.水痘

48.该小儿的隔离期为（　　　）

A.出疹后1d　　　　　　　B.出疹后5d　　　　　　　C.出疹后10d

D.皮疹全部结痂　　　　　E.皮疹全部消退

49.首选的治疗药物为（　　　）

A.阿糖胞苷　　　　　　　B.病毒唑　　　　　　　　C.干扰素

D.利巴韦林　　　　　　　E.阿昔洛韦

（50～51题共用题干）

患儿，男，5岁，发热，一侧面部明显肿大伴疼痛2天入院。3周前在幼儿园与一腮腺炎患儿接触。体温39℃，咽部充血，一侧腮腺肿大明显，其余检查未见明显异常。临床诊断为流行性腮腺炎。

50.如果该患儿血液检查发现血脂肪酶增高，则提示（　　　）

A. 并发胰腺炎　　　　　B. 并发睾丸炎　　　　　C. 并发脑膜脑炎

D. 并发颌下腺炎　　　　E. 以上均不是

51. 该患儿目前首要护理问题是（　　　　）

A. 疼痛　　　　　　　　B. 体温过高　　　　　　C. 家长知识缺乏

D. 有传播感染的可能　　E. 潜在并发症

（52 ～ 54 题共用题干）

患儿，女，4 岁，2 周前出现发热，第 2 天出现皮疹，皮疹 2 ～ 3 天出齐后体温下降，1 周来全身皮肤糠麸样屑，手脚有大片脱皮。

52. 最可能的诊断是（　　　　）

A. 麻疹　　　　　　　　B. 水痘　　　　　　　　C. 猩红热

D. 流行性腮腺炎　　　　E. 中毒型细菌性痢疾

53. 该病的首选治疗药物是（　　　　）

A. 红霉素　　　　　　　B. 青霉素 G　　　　　　C. 庆大霉素

D. 利巴韦林　　　　　　E. 头孢菌素

54. 关于该病的护理措施，错误的是（　　　　）

A. 高热时可给予乙醇拭浴

B. 给予营养丰富并含大量维生素的流质饮食

C. 可用温水清洗皮肤

D. 剪短患儿指甲，避免抓破皮肤

E. 脱皮时可用消毒剪刀修剪

（55 ～ 56 题共用题干）

患儿，男，5 岁。7 月 20 日因突然高热、惊厥 1 次入院。体温 39.5℃，面色苍白，四肢厥冷，意识不清。

55. 为明确诊断，医生让护士为患儿留取大便，护士正确的做法是（　　　　）

A. 患儿无大便时，口服致泻剂留取大便

B. 选取大便黏液脓血部分送检

C. 如标本难以采集，可取其隔日大便检

D. 可用开塞露灌肠取便

E. 标本多次采集，集中送检

56. 目前患儿临床症状好转出院，解除隔离返回幼儿园的时间为（　　　　）

A. 目前即可　　　　　　B. 临床症状消失　　　　C. 1 次便培养阴性

D. 连续 2 次便培养阴性　E. 连续 3 次便培养阴性

（57 ～ 59 题共用题干）

患儿，男，3 岁，间断低热，伴痉挛性咳嗽半月余，夜间多汗，生后未接种卡介苗。胸片：可见"哑铃状"双极阴影。诊断为原发型肺结核，收住院后抗结核治疗。

57. 入院后应采取的隔离种类（　　）

A. 严密隔离　　　　　　B. 消化道隔离　　　　　C. 保护性隔离

D. 接触性隔离　　　　　E. 呼吸道隔离

58. 关于疾病防治及护理措施不妥的是（　　）

A. 病人痰液用 20% 漂白粉溶液搅拌静置 24h 后倒掉

B. 护士在病室里不密切接触病人时，可不戴口罩

C. 病室每日用紫外线进行空气消毒

D. 病室通向走廊的窗户需关闭

E. 给予异烟肼、链霉素治疗

59. 该患儿的治疗原则错误的是（　　）

A. 早期用药　　　　　　B. 联合用药　　　　　　C. 坚持用药

D. 给予高蛋白、高维生素、低热量饮食　　　　　E. 对症处理

二、名词解释

1. 柯氏斑

2. 肺原发综合征

三、填空题

1. 甲类传染病包括_____、_____两种。

2. 乙类传染病中_____、_____、_____需采取甲类传染病的预防及控制措施。

3. 典型麻疹分_____、_____、_____、_____四个时期。

4. 流行性腮腺炎的首发体征是_____。

5. 肺原发综合征由_____、_____、_____组成。

6. 常用的抗结核药物有_____、_____、_____、_____。

四、简答题

1. 猩红热患儿具体护理措施有哪些？

2. 简述结核菌素试验的临床意义。

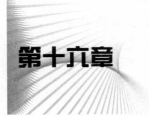

第十六章

急症患儿的护理

一、小儿惊厥

1. 疾病概述

（1）分类：按病因分为感染性（热性惊厥）和非感染性（无热惊厥）两大类。

（2）惊厥持续状态：是指惊厥发作持续 30min 以上或两次发作间歇意识不能恢复者，为惊厥的危重型。

（3）高热惊厥：单纯由发热诱发的惊厥，为小儿惊厥最常见的原因，多由上感引起。其特点是：①多见于 6 个月～3 岁小儿；②惊厥大多发生于急骤高热开始后 12h 之内；③惊厥多呈全身性，发作次数少（在 1 次热性疾病中一般只发作 1 次），持续时间短，意识恢复快，神经系统体征阴性；④脑脊液检查正常，热退后 1 周查脑电图正常；⑤在以后热性疾病中可再次发作。

（4）控制惊厥首选地西泮，但新生儿惊厥首选苯巴比妥钠（新生儿破伤风导致的惊厥首选地西泮）。

2. 护理

（1）控制惊厥，防止窒息：①发作时应就地抢救，立即置患儿于去枕平卧位，松解衣领；将舌轻轻向外牵拉，防止舌后坠；及时清除呼吸道分泌物及口腔呕吐物，保持呼吸道通畅；②遵医嘱应用止惊药如地西泮、苯巴比妥等，针刺人中、合谷等穴位；③保持安静，禁止一切不必要的刺激。

（2）防止受伤：①可将纱布放在患儿手中或腋下，防止皮肤摩擦受损；②已出牙患儿上、下磨牙之间放置牙垫，防止舌咬伤；③床边设置防护床挡；④惊厥发作时勿强行牵拉或按压患儿肢体，以免造成骨折或脱臼。

（3）降温：高热时及时采取降温措施。

（4）预防脑水肿及颅内压增高：密切观察生命体征、意识及瞳孔等变化，及时发现颅内压增高、脑疝并及时处理。惊厥较重、持续时间较长者给予吸氧，保持头部抬高 15°～30°。

二、急性颅内压增高

1. 疾病概述

（1）病因：急性颅内压增高是指颅内容物即脑组织、脑脊液及血液中任何一种成分增加所导致的一种临床综合征，原因有感染、颅内占位性病变、脑缺血缺氧、脑脊液循环障碍等。

（2）临床表现：头痛（晨起明显，幼儿表现尖叫或拍打头部）、呕吐（多呈喷射性）、惊厥及四肢肌张力增高、意识障碍、前囟隆起、骨缝增宽及生命体征改变（血压升高，脉搏、呼吸变慢）等；严重者出现脑疝（最常见的是小脑幕切迹疝，如脑水肿继续加重，形成枕骨大孔疝），表现为两侧瞳孔不等大、对光反射减弱或消失及中枢性呼衰等。

（3）治疗原则：关键是降低颅内压，首选 20% 甘露醇；重症或脑疝者可合并使用利尿药，首选呋塞米。

2. 护理

关键是降低颅内压，防止脑疝。①避免颅内压加重：患儿头肩抬高 15°～30°，侧卧位；避免一切不必要的刺激，保持安静，护理和治疗操作集中进行，动作应轻、快；限制液体摄入量及张力（一般为 1/5 张）；②密切观察生命体征、意识、瞳孔、肌张力等变化。若出现两侧瞳孔不等大、对光反射减弱或消失、呼吸节律不规则、意识障碍加深提示发生脑疝；③正确使用 20% 甘露醇：甘露醇若结晶应在热水中浸泡制剂瓶，待结晶消失后再用；不能与其他药液混合静脉滴注，在 15～30min 内静脉推注或快速滴注以尽快达到血药浓度，推注时不能漏到血管外，一旦药物外漏，须用 25%～50% 硫酸镁局部湿敷并抬高患肢；④腰穿后患儿去枕平卧 4～6h，以防发生头痛。

三、急性呼吸衰竭

1.疾病概述

（1）分类：呼吸衰竭按动脉血气分析结果分为：①Ⅰ型（低氧血症型）：$PaO_2<50mmHg$（6.67kPa），$PaCO_2$正常，见于呼衰早期和轻症；②Ⅱ型（即低氧血症并高碳酸血症型）：$PaO_2<50mmHg$，$PaCO_2>50mmHg$，见于呼衰晚期和重症。

（2）病因及发病机制：缺氧与二氧化碳潴留是呼衰最基本的病理生理改变。

（3）临床表现：除原发病表现外，主要是呼吸系统症状及低氧血症、高碳酸血症引起的多脏器功能紊乱。呼吸系统症状主要以呼吸困难明显：①周期性呼衰：主要表现为呼吸频率改变及辅助呼吸肌活动增强（三凹征和鼻翼扇动）。上呼吸道梗阻以吸气性呼吸困难为主，下呼吸道梗阻以呼气性呼吸困难为主，肺内病变则表现为混合性呼吸困难。②中枢性呼衰：主要表现为呼吸节律不齐，出现各种异常呼吸。

2.护理

（1）正确吸痰：痰液过多时吸痰，一般每2h一次，且吸痰前要给氧，吸痰时动作轻柔，负压不宜过大，每次吸痰时间不宜超过15s。

（2）合理给氧：取半卧位或坐位，主张低流量持续给氧。一般选择鼻导管法、头罩或面罩法等。氧流量及氧浓度：①鼻导管法：氧流量为0.5～1L/min，氧浓度不超过40%；②头罩法：氧流量为2～4L/min，氧浓度50%～60%；严重缺氧紧急抢救时，可用60%～100%的纯氧，但持续时间不超过4～6h，以免发生晶体后纤维增生症，造成失明。给氧注意事项：①操作前先清除鼻内分泌物；②吸氧过程中应经常检查导管是否通畅，每日更换鼻导管1次，两侧鼻孔宜交替使用；③湿化瓶内蒸馏水应每日更换1次。

（3）气管插管护理：一般经鼻腔插管不超过2～5d，经口腔插管不宜超过48h，以免引起喉头水肿。

（4）遵医嘱纠正酸中毒：急性呼衰所致酸中毒积极改善通气可纠正，pH<7.25的代谢性酸中毒或混合性酸中毒使用1.4%碳酸氢钠。

四、充血性心力衰竭

1. 疾病概述

（1）病因：常由心源性、肺源性、肾源性等因素引起，1岁以内发病率最高，其中以先天性心脏病引起者最多见。急性感染、输液或输血过量或过速、严重失血及各种心律失常等是常见诱因。

（2）★婴幼儿心衰诊断标准：①安静时心率增快，婴儿>180次/min，幼儿>160次/min，心音低钝或出现奔马律；②呼吸困难、青紫突然加重，安静时呼吸>60次/min；③肝脏在短时间较前增大>1.5cm以上或在右肋下3cm以上；④突然烦躁不安，面色苍白或发灰，尿少、下肢水肿，颈静脉怒张，肝颈静脉回流征阳性。上述1～3项为主要临床诊断依据。

（3）小儿心功能分4级：①Ⅰ级：仅有心脏病体征，无症状，活动不受限；②Ⅱ级：活动量较大时出现症状，活动轻度受限，亦称心衰Ⅰ度；③Ⅲ级：活动量稍多即出现症状，活动明显受限，亦称心衰Ⅱ度；④Ⅳ级：安静休息时也有症状，活动完全受限，亦称心衰Ⅲ度。

2. 护理

（1）减轻心脏负担，增强心肌收缩力。

1）休息：保持安静，避免烦躁、哭闹，减少不良刺激，必要时应用镇静药。体位：取半卧位，床头抬高15°～30°，严重者取坐位。心衰Ⅰ度可起床活动，增加休息时间；心衰Ⅱ度限制活动，延长卧床时间；心衰Ⅲ度绝对卧床。

2）限制水钠摄入，控制输液速度：①低盐饮食，每日钠盐不超过0.5～1g；②液体入量每日宜控制在60～80ml/kg，张力为1/5；③辅液速度宜慢，以每小时<5ml/kg为宜。

3）少量多餐，防止过饱，并保持大便通畅。

4）遵医嘱应用洋地黄制剂、利尿剂及血管扩张剂。

（2）给氧：呼吸困难、发绀者给予吸氧；急性肺水肿时吸入20%～30%乙醇湿化的氧气。

（3）★防止洋地黄中毒反应：

1）使用前应详细询问近期内是否用过洋地黄制剂以及方法、用量。

2）严格按剂量服药，新生儿、早产儿、心肌炎、低血钾、肾功能不全、贫血、甲状腺功能减退等，剂量宜偏小；静脉用药时用 1ml 注射器抽取药液。

3）每次给药前应测量脉搏（必要时测心率），若新生儿 <100 次 /min，婴幼儿 <80 次 /min，年长儿 <60 次 /min 时应停止用药。

4）密切观察中毒反应：①心脏反应：心律失常、心率减慢；②消化道反应：恶心、呕吐、腹泻、腹痛等；③神经系统反应：头晕、头痛、嗜睡、昏迷、视力模糊等。一旦出现应及时报告医生，并立即停用洋地黄制剂及排钾利尿剂，及时补钾。

5）用药期间应多进食含钾丰富食物如橘子、香蕉等，避免使用钙剂（对洋地黄有协同作用）。

五、心跳呼吸骤停

1. 疾病概述

（1）病因与发病机制：窒息是小儿心跳、呼吸骤停的主要直接原因。心跳呼吸停止 4 ～ 6min 可导致脑细胞死亡，造成脑组织不可逆损害。

（2）临床表现：①意识突然丧失；②大动脉搏动消失；③呼吸停止或严重的呼吸困难；④短暂抽搐，瞳孔散大，对光反射消失；⑤心音消失，心音微弱或心动过缓，年长儿心率 <30 次 /min，婴幼儿 <80 次 /min，新生儿 <100 次 /min。

（3）心电图特点：①心脏完全停搏，呈一水平直线或仅有 P 波；②缓慢而无效的心室波；③心室纤颤。

（4）治疗原则：立即实行心肺复苏术是心跳呼吸骤停抢救成功的关键，包括通畅气道、建立呼吸、胸外心脏按压、应用复苏药物、心电监护、消除心室纤颤。

2. 护理

（1）护理实行心肺复苏抢救：复苏过程分为基本生命支持（BLS）、高级生命支持（ALS）、持续生命支持（PLS）3 个阶段，包括 A、B、C、D、E、F、G、H、I 9 个方面：

1）开放气道（A）：心肺复苏术时应首先清除呼吸道分泌物、通畅气道。将患儿头向后仰，抬高下颌，清除呼吸道及口腔内异物。

2）人工呼吸（B）：采用口对口或口对口鼻人工呼吸法。呼吸频率婴儿为 30～40 次 /min，儿童为 18～20 次 /min；吹气与排气的时间之比为 1：2。

3）心脏按压，建立人工循环（C）：①按压部位：两侧肋弓交点处的胸骨下切迹上两横指上方或婴儿乳头连线与胸骨交点下一横指处，或胸骨中、下 1/3 交界处；②按压频率：新生儿 120 次 /min，婴幼儿及儿童 100 次 /min；③胸廓下陷幅度：婴幼儿下陷 1～2cm，儿童下陷 2～3cm；④胸外心脏按压与人工通气之比为 30：2。

4）就用复苏药物（D）：首先肾上腺素，静注（首选）或气管内滴入。

5）心电监护（E）和除颤（F）：室颤是心搏骤停的最常见原因，电除颤是最有效的方法。室颤或心搏骤停 2min 内可立即除颤。

6）评价（G）：重点是脑复苏（H）和重症监护（I）。

（2）心肺复苏成功的标志：①扪到颈、肱、股动脉搏动，测得收缩压 >60mmHg（8kPa）；②听到心音，心律失常转为窦性心律；③瞳孔收缩：为组织灌流量和氧供量足够的最早指征；④口唇、甲床颜色转红。

六、急性肾衰竭

1. 疾病概述

（1）病因：分肾前性、肾性及肾后性，其中，肾性是儿科最常见的肾衰原因。

（2）临床表现：

1）少尿型肾衰：分少尿期（1～2 周）、多尿期（1～2 周）、恢复期三期。主要表现：①水钠潴留：全身水肿、胸水、心衰、肺水肿等；②电解质紊乱："三高三低"，即高钾、高磷、高镁血症和低钠、低钙、低氯血症，以高钾血症最多见；③代谢性酸中毒：呼吸深长、口唇樱桃红色等；④氮质血症；⑤高血压；⑥感染：是最常见并发症，以呼吸道和泌尿道感染多见，致病菌以金黄色葡萄球菌、革兰阴性杆菌最多见。

2）非少尿型肾衰：指血尿素氮、肌酐清除率迅速降低，而不伴有少尿。

2. 护理

（1）维持体液、电解质平衡。

1）准确记录 24h 出入量，每日监测体重；严格限制水、钠摄入，坚持"量出为进"原则，每日液量 = 尿量 + 异常丢失 + 不显性失水 - 内生水。

2）血钾 >6.0mmol/L 时为危险界限，处理：① 5% 碳酸氢钠每次 2ml/kg 静脉注射；② 10% 葡萄糖酸钙 10ml 稀释后静脉滴注；③ 50% 葡萄糖和胰岛素（每 3 ～ 4g 葡萄糖配 1U 胰岛素）静滴；④透析：血液透析可在 1 ～ 2h 使血钾降至正常范围，腹膜透析则需 4 ～ 6h。

3）纠正代谢性酸中毒：当血浆 HCO_3^-<12mmol/L 时可补充 5% 碳酸氢钠溶液。

（2）控制饮食：少尿期限制水、钠、钾、磷、蛋白质的入量，供给足够的热量。蛋白质控制在每日 0.5 ～ 1.0g/kg，以优质蛋白为佳。

（3）预防和控制感染：继发感染者选择敏感抗生素，但应避免使用肾毒性药物；严格执行无菌操作。

模拟试题测试，提升应试能力

一、选择题

（一）以下每一道考题下面有 A. B. C. D. E 五个备选答案，请从中选择一个最佳答案。（A1 /A2 型题）

1. 对心跳、呼吸骤停的新生儿、小婴儿实施心脏按压时，下压深度是（　　　）

A. 1 ～ 2cm　　　　　　B. 2 ～ 3cm　　　　　　C. 3 ～ 4cm

D. 3 ～ 5cm　　　　　　E. 4 ～ 5cm

2. 下列有关典型高热惊厥的特点，说法正确的是（　　　）

A. 主要发生在年长儿

B. 发作时间长

C. 一次发热性疾病过程中往往连续发作多次

D. 惊厥后体检可见神经病理反射

E. 大多发生于急骤高热开始后 12h 以内

3. 患儿男，5 个月，因患肺炎住院治疗。今日突然发生呼吸困难，肝脏肿大。测心率 180 次 /min，听诊心音低钝，X 线检查心影扩大。该患儿最可能发生了（　　　）

A. 心源性休克　　　　B. 充血性心力衰竭　　　C. 脑栓塞

D. 严重心律失常　　　E. 支气管肺炎

4. 小儿肾衰竭少尿期的治疗措施不包括（ ）

A. 检测尿量与体重变化 B. 纠正酸中毒 C. 纠正高血钾

D. 必要时透析治疗 E. 补充水分与蛋白质

5. 小儿心跳呼吸骤停的直接原因主要为（ ）

A. 严重外伤 B. 心脏疾患 C. 药物中毒

D. 窒息 E. 电解质紊乱

6. 新生儿复苏时可以鼻内捅管给氧，氧流量应（ ）

A. >2L/min B. <2L/min C. >3L/min

D. <3L/min E. >4L/min

7. 患儿心肺复苏开始前的判断与呼救应在（ ）

A. 5 ～ 10s 内完成 B. 30s 完成 C. 1 ～ 2min 完成

D. 3 ～ 4min 完成 E. 5 ～ 10min 完成

8. 下列哪项处理惊厥发作患儿的操作不妥（ ）

A. 松解衣领，平卧头侧位 B. 立即送往医院

C. 将舌轻轻向外牵拉 D. 手心或腋下放置纱布

E. 用纱布包裹压舌板置于患儿上下磨牙之间

9. 发生心力衰竭时最早出现的症状是（ ）

A. 心率增快 B. 呼吸困难 C. 面色发绀

D. 意识障碍 E. 心律失常

10. 下列护理急性呼吸衰竭患儿的操作哪项是错误的（ ）

A. 立即将患儿转入监护室

D. 患儿取半卧位或坐位休息

C. 痰液黏稠者可给超声雾化吸入

D. 用面罩法给患儿吸氧

E. 不断吸痰以保持呼吸道通畅

11. 中枢性呼吸衰竭的表现主要是（ ）

A. 吸气性呼吸困难 B. 呼吸节律紊乱 C. 混合性呼吸困难

D. 鼻翼煽动 E. 呼气性呼吸困难

12. 对急性心力衰竭患儿的护理下列哪项正确（ ）

A. 让患儿平卧位、足抬高休息 B. 经常给患儿翻身

C. 用强心苷之前要先测脉搏 D. 饮食量要足

E. 用强心苷期间要少食含钾食物

13. 患儿男，10个月，因上呼吸道感染出现发热，体温39.9℃，现突然出现双眼凝视，意识丧失，全身抽搐。你首先应采取的护理措施是（　　）

A. 立即物理降温   B. 立即给患儿吸氧

C. 立即针刺人中穴，控制惊厥   D. 立即测量生命体征

E. 立即将患儿送入抢救室

14. 控制惊厥首选的药物是（　　）

A. 苯巴比妥   B. 地西泮   C. 水合氯醛

D. 苯妥英钠   E. 氯硝西泮

15. 患儿，男，6岁，因眼睑水肿就诊，门诊以急性肾炎收入院，现呼吸困难，不能平卧，咳吐泡沫痰，尿量少，呈茶水样。你考虑患儿可能发生了（　　）

A. 急性肾衰竭   B. 胸腔积液   C. 急性溶血

D. 充血性心力衰竭   E. 肺部感染

16. 患儿男，2个月，以毛细支气管炎收入院，现病情加重，阵发喘憋，呼吸急促，口唇发绀，心率185次/min，心音低钝，对该患儿的处理哪项不妥（　　）

A. 放慢输液速度   B. 给患儿吸氧

C. 用强心苷的同时给钙剂   D. 取半卧位

E. 患儿床头抬高15°～30°

17. 患儿男，7个月，因摔伤所致颅内出血入院，现出现昏迷，两侧瞳孔不等大，呼吸不规则，肌张力增高，你认为该患儿可能（　　）

A. 发生了呼吸衰竭   B. 脑神经受到损伤   C. 发生了脑疝

D. 发生了循环衰竭   E. 脑实质损伤

18. 患儿男，6个月，因化脓性脑膜炎入院，现患儿颅内压较高，按医嘱静脉给甘露醇，下列哪项操作错误（　　）

A. 每次用药前检查药液有无结晶   B. 不与其他药物混合滴注

C. 缓慢静脉滴入   D. 注射时勿使药液漏到血管外

E. 若药液中有结晶须加热使其溶解后再用

19. 保持呼吸道通畅的护理措施不包括（　　）

A. 翻身叩背，协助排痰   B. 加强给氧

C. 体位引流　　　　　　　　　　D. 超声雾化吸入

E. 吸痰

20. 小儿惊厥时应重点观察（　　　）

A. 体位变化　　　　　　B. 呼吸、瞳孔变化　　　C. 发绀程度

D. 呕吐情况　　　　　　E. 肌肉张力改变

21. 一8岁小儿，突然发生惊厥，全身肌肉强直性痉挛，眼球上翻，口吐白沫，牙关紧闭，呼吸不规则，发绀，大小便失禁，惊厥发作持续30min以上，最可能的诊断是（　　　）

A. 高热惊厥　　　　　　B. 癫痫小发作　　　　　C. 中毒性脑病

D. 婴儿手足抽搐症　　　E. 惊厥持续状态

（二）以下提供若干个案例，每个案例有若干个考题，请根据提供的信息，在每题的A. B. C. D. E五个备选答案中选择一个最佳答案。（A3/ A4型题）

（22～24题共同题干）

患儿2岁，发热、流涕、咳嗽1d，半小时前突然抽搐1次，持续约5min，为全身性抽搐。1岁时发热曾发作1次，情况与本次类似。查体：神清，一般情况良好，体温39.8℃，咽红，呼吸音稍粗，神经系统检查（-）。

22. 该患儿抽搐的原因最可能是（　　　）

A. 化脑体位变化　　　　B. 高热惊厥　　　　　　C. 癫痫

D. 中毒性脑病　　　　　E. 维生素D缺乏性手足搐搦症

23. 该患儿到院后的即刻处理应是（　　　）

A. 给予抗生素治疗　　　B. 给予补充钙剂　　　　C. 给予维生素D

D. 在口腔放置压舌板　　E. 按医嘱给止惊药

24. 该患儿的预后（　　　）

A. 患儿会越来越重　　　　　　　　B. 随年龄增长多数会自愈

C. 需服用抗癫痫药治疗　　　　　　D. 需加大抗生素用量

E. 需长期服用钙片、鱼肝油治疗

（25～28题共用题干）

患儿男，5个月，清晨突然发生全身抽搐、眼球上翻、意识不清。体检：体温36.5℃，呼吸35次/min，脉率120次/min，发育正常，营养中等，有"枕秃"。

25. 该患儿惊厥的原因最大可能是（　　）

　A. 原发性癫痫　　　　　B. 颅内出血　　　　　C. 低血糖

　D. 血清钙降低　　　　　E. 药物中毒

26. 下列对该患儿的护理操作哪项错误（　　）

　A. 立即搬送抢救室　　　　　　　B. 保持安静，避免刺激

　C. 勿用力按压约束患儿肢体　　　D. 针刺人中穴

　E. 按医嘱用止惊药物

27. 为明确患儿惊厥病因，还应收集的资料是（　　）

　A. 血培养结果　　　　　B. 颅脑 CT 结果　　　　C. 颅脑透照试验结果

　D. 脑脊液检查结果　　　E. 血电解质检查结果

28. 若该患儿长时间持续抽搐可能引起（　　）

　A. 心力衰竭　　　　　　B. 神经系统后遗症　　　C. 呼吸衰竭

　D. 肾衰竭　　　　　　　E. DIC

二、名词解释

1. 惊厥持续状态

2. 充血性心力衰竭

3. 急性颅内压增高

三、填空题

1. 惊厥患儿若持续抽搐时间过长可引起_____损伤，造成神经系统后遗症，故在处理惊厥患儿时首先要采取_____措施。

2. 婴幼儿发生心力衰竭时，心率增快，婴儿每分钟超过_____次，幼儿每分钟超过_____次。

3. 急性呼吸衰竭根据原发病分为_____和_____两大类，前者是由于_____引起，后者是由于_____所致，两类呼吸衰竭的最终结果都是导致_____。

4. 急性心力衰竭时若左心衰竭则主要表现为_____，右心衰竭则主要表现为_____。

5. 给急性心力衰竭患儿用强心苷治疗时，抽取药液须用_____注射器，注射前须_____，注射速度要_____，给药 1～2h 要_____。

四、病例分析

1. 患儿女，2 岁半，因发热、咽痛 2d，全身抽搐 1 次入院。查体：

T39.5℃，P126 次 /min，R42 次 /min，热性病容，神志清楚，全身无瘀点、瘀斑，两侧瞳孔等大，对光反射存在。咽红，扁桃体 Ⅱ 度肿大，心肺（-），腹平软，肝脾未触及，脑膜刺激征（-），巴宾斯基征（-）。患儿半年前患上呼吸道感染曾有类似发作 1 次。血常规：WBC18×10⁹/L，N0.87，L0.13。

（1）该患儿最可能的临床诊断是什么？

（2）该患儿的首优护理问题是什么？对应的护理措施如何？

（3）对该患儿家长如何进行健康教育？

2. 患儿女，8 个月。因发热、咳嗽 7d 伴气急 3d 入院，诊断为支气管肺炎。今晨突然烦躁不安，哭闹不止，呼吸困难，经给氧及应用镇静剂后仍未缓解。查体：T 38.5℃，P190 次 /min，R65 次 /min，神志尚清楚，面色苍白，口唇黏膜发绀，鼻煽，三凹征，两肺呼吸音粗糙，闻及较多中、细湿啰音。心率 190 次 /min，心音低钝，肝脏在右肋下由入院时 1.0cm 增大至 3.0cm。

（1）该患儿最可能的临床诊断是什么？

（2）该患儿的首优护理问题是什么？对应的护理措施是什么？

（3）应用洋地黄制剂的注意事项有哪些？

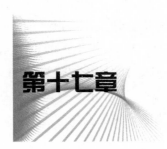

第十七章

结缔组织疾病患儿的护理

学习内容提炼，涵盖重点考点

一、风湿热

1. 疾病概述

（1）病因：与 A 组乙型溶血性链球菌感染有关。

（2）临床表现：发病前 1～4 周有链球菌咽峡炎病史，主要表现有：①发热：热型不规则；②关节炎：呈游走性、多发性，以膝、踝、肘、腕等大关节为主，表现为关节红、肿、热、痛，活动受限；③心脏炎：是最严重的表现，以心肌炎和心内膜炎多见；④舞蹈病；⑤环形红斑；⑥皮下结节：多发生于关节伸侧的皮下组织，与皮肤无粘连、稍硬、无痛。发热和关节炎是最常见的主诉。

（3）辅助检查：

1）链球菌感染证据：血清抗链球菌溶血素 O（ASO）增高。

2）风湿热活动指标：白细胞计数和中性粒细胞增高、血沉增快、C 反应蛋白阳性、α_2 球蛋白和黏蛋白增高等。

（4）治疗原则：

1）休息：急性关节炎病人早期应卧床休息，待血沉、体温正常后开始活动。

2）清除链球菌感染：首选青霉素。

3）抗风湿治疗：心脏炎时宜早期使用糖皮质激素，常用泼尼松；无心脏炎的患儿首选非甾体类抗炎药,常用阿司匹林。

2. 护理

(1)休息:急性期卧床休息2周,有心脏炎时轻者4周,重者6～12周,伴心力衰竭者待心功能恢复后再卧床3～4周。一般恢复至正常活动量所需时间是:无心脏受累者1个月,轻度心脏受累者2～3个月,严重心脏炎伴心力衰竭者6个月。

(2)正确用药并观察其副作用:①阿司匹林可引起胃肠道反应、肝功能损害和出血,应饭后服药或同服氢氧化铝可减少对胃的刺激,加用维生素K可防止出血;②泼尼松可引起满月脸、肥胖、消化道溃疡、肾上腺皮质功能不全、血压增高、抑制免疫等,应注意观察,避免交叉感染及骨折;③心力衰竭用洋地黄治疗时应注意防止出现中毒反应。

(3)预防:防止链球菌感染是预防风湿热复发的关键,首选肌注苄星青霉素120万U/月,预防注射期不短于5年,最好持续至25岁;有严重风湿性心脏病者,宜作终身药物预防。当拔牙或行其他手术时.术前、术后应用抗生素以预防感染性心内膜炎。

模拟试题测试,提升应试能力

一、选择题

(一)以下每一道考题下面有 A. B. C. D. E 五个备选答案,请从中选择一个最佳答案。(A1 /A2 型题)

1. 与风湿热发病有关的病原菌是(   )

A. 肺炎链球菌   B. 金黄色葡萄球菌   C. 皮肤溶血性链球菌

D. A 组 A 型溶血性链球   E. A 组乙型溶血性链球菌

2. 风湿热心内膜炎中最常受累的是(   )

A. 心包   B. 二尖瓣   C. 三尖瓣

D. 主动脉瓣   E. 肺动脉瓣

3. 抗风湿治疗,选用肾上腺皮质激素的指征是(   )

A. 心脏炎   B. 舞蹈病   C. 皮下结节

D. 环形红斑   E. 多发性关节炎

4. 预防风湿热复发最常用的药物是（　　　）

A. 红霉素　　　　　　　B. 苄星青霉素　　　　　C. 泼尼松

D. 地塞米松　　　　　　E. 阿司匹林

5. 风湿热的前驱期感染常发生于起病前（　　　）

A. 1～4 周　　　　　　B. 1 个月　　　　　　　C. 2～3 个月

D. 4～6 个月　　　　　E. 7～9 个月

6. 风湿性心脏炎患儿，抗风湿治疗疗程是（　　　）

A. 1～2 周　　　　　　B. 3～4 周　　　　　　　C. 5～6 周

D. 8～12 周　　　　　E. 6 个月

7. 风湿热的好发年龄是（　　　）

A. 3 岁以下　　　　　　B. 4～5 岁　　　　　　　C. 5～15 岁

D. 16～18 岁　　　　　E. 成年人

8. 风湿热中最严重的表现是（　　　）

A. 心脏炎　　　　　　　B. 关节炎　　　　　　　C. 舞蹈病

D. 环形红斑　　　　　　E. 皮下结节

9. 风湿热患儿给予阿司匹林治疗的注意事项中，下列错误的是（　　　）

A. 最好空腹服用　　　　B. 最好饭后服用

C. 最好同服氢氧化铝　　D. 加服维生素 K 可预防出血

E. 应注意观察药物的副作用

10. 近期链球菌感染的依据（　　　）

A. ASO 升高　　　　　B. 黏蛋白增高　　　　　C. 尿常规有红细胞

D. 血常规白细胞增多　　E. 血清抗核抗体阳性

11. 女孩，13 岁，发热 2 周余，胸腹部间断出现环形红斑，化验：Hb 100g/L，WBC $13.6×10^9$/L，N0.82，L0.18，ESR50mm/h，CRP（+），ASO 500U/ml，心电图正常，诊断为风湿热。应首选的药物为（　　　）

A. 青霉素　　　　　　　B. 阿司匹林　　　　　　C. 青霉素＋泼尼松

D. 阿司匹林＋泼尼松　　E. 青霉素＋阿司匹林

12. 6 岁小儿，因发热 2 周、双膝关节痛 1 周入院。查体：T 38℃，P101 次/min，咽稍充血，心肺（-），双膝关节红肿，活动受限。血沉 98mm/h，CRP（+）。为证实风湿热的诊断，需化验的指标是（　　　）

A. ASO　　　　　　　　B. 尿常规　　　　　　　C. 黏蛋白

D. 血常规　　　　　　E. 血清抗核抗体

（二）以下提供若干个案例，每个案例有若干个考题，请根据提供的信息，在每题的 **A. B. C. D. E** 五个备选答案中选择一个最佳答案。（**A3/ A4型题**）

（13 ～ 14 题共用题干）

女孩，8 岁，不规则低热 2 周，近 3d 来挤眉弄眼，耸肩，不自主运动，病后不规则用过多种抗生素，Hb 105g/L，WBC $13×10^9$/L，N 0.72，L 0.28，ESR 65mm/h，ASO 460U/ml。

13. 最可能的诊断（　　　　）

A. 癫痫　　　　　　　B. 舞蹈病　　　　　　C. 中毒性脑病

D. 病毒性脑炎　　　　E. 结核性脑膜炎

14. 该病治疗时可用（　　　　）

A. 维生素 B_{12}　　　　B. 脱水剂　　　　　　C. 糖皮质激素

D. 利尿剂　　　　　　E. 镇静剂

二、名词解释

风湿热

三、填空题

1. 风湿热心脏炎表现包括_____、_____、_____

2. 抗风湿治疗常用的药物有_____、_____

四、病例分析

患儿女，4 岁，因不规则发热 2 周，关节疼痛、心前区不适 5d 入院，其父母陈述 2 周前患儿有咽喉痛。查体：T 37.6℃，咽稍红，心率 118 次 /min，心音稍钝，双膝关节红肿、疼痛、活动受限。实验室检查示白细胞增多，血沉升高，血清中发现高浓度抗链球菌溶血素"O"抗体，心电图示 P-R 间期延长。诊断为风湿热伴心脏炎。

1. 为该患儿提出护理诊断。

2. 如何指导家长对患儿限制活动？

3. 该患儿抗风湿治疗首选的药物是什么？有何副作用？

4. 如何预防复发？

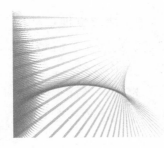

参 考 文 献

1. 韦统友，朱鹏云 .2012. 儿科护理 . 武汉：华中科技大学出版社

2. 全国护士执业资格考试用书编写专家委员会 .2015.2015 全国护士执业资格考试指导 . 第 5 版 . 北京：人民卫生出版社

3. 熊杰平，李素玲 .2015. 儿科护理 . 北京：人民卫生出版社

4. 熊杰平，谭奕华，朱鹏云 .2011. 儿科护理学习指导 . 南昌：江西科学技术出版社

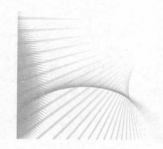

参考答案

第一章 绪论

一、选择题

1. C 2. A 3. D 4. C 5. A 6. C 7. E 8. B 9. B 10. A

二、名词解释

1. 儿科护理学——是一门研究小儿生长发育规律、儿童保健、疾病防治和临床护理，以促进儿童身心健康发展的护理科学。

2. 围生期——是指胎龄满 28 周至出生后足 7d，也称围产期。

3. 婴儿期——是指从出生后到满 1 周岁之前。

三、填空题

1. 胎儿期、新生儿期、婴儿期、幼儿期、学龄前期、学龄期、青春期。

2. 职业素质、文化素质、专业素质、身体心理素质。

四、简答题和问答题

1. 简述儿科护士在工作中应担任的角色。

答：儿童护理的计划者与执行者；儿童护理的教育者；儿童护理的协调者；儿童康复与预防的指导者；儿童权益的维护者；儿童护理的研究者。

2. 常见的青春期的心理问题有哪些？

答：性困惑；情绪问题；学习压力；不良习惯和嗜好。

第二章　生长发育

一、选择题

1. A　2. D　3. C　4. D　5. E　6. C　7. C　8. D　9. D　10. B　11. C　12. C　13. B
14. C　15. B　16. B　17. C　18. C　19. B　20. D　21. E　22. C　23. B　24. A

二、名词解释

1. 身高——是指头顶到足底的全身长度。

2. 胸围——是指沿乳头下缘水平绕一周的长度。

3. 发育——是指细胞、组织、器官的分化逐渐完善和功能上的成熟，是质方面的改变。

三、填空题

1. 由上到下、由近到远、由粗到细、由简单到复杂、由低级到高级

2. 遗传因素、环境因素、其他因素

3. 乳牙、恒牙，20，32

四、简答题和问答题

1. 一健康小儿体重 18kg，身长 100cm，其年龄约为几岁？

答：5 岁

2. 简述小儿生长发育的一般规律？

答：生长发育的连续性和阶段性；各器官、系统发育的不平衡性；生长发育的顺序性；生长发育的个体差异性。

五、病案分析题

一小儿，2 周岁，查体是发现头围、胸围相等，可能是什么原因？

答：按照儿童发育规律，1 岁以前头围大于胸围，1 岁是头围和胸围相等，1 岁以后头围小于胸围。该儿童是头围过大，可能提示脑积水。

第三章　小儿营养与喂养

一、选择题

1. D　2. E　3. A　4. C　5. C　6. B　7. A　8. B　9. B　10. E　11. C　12. A　13. D
14. A　15. C　16. D　17. B　18. C　19. A　20. C

二、名词解释

1. 食物的特殊动力作用——在消化、吸收及代谢过程中均能产热，这种刺激能量代谢的

作用称为食物特殊动力作用。

2. 初乳——产后 4d 以内的乳汁。

3. 人工喂养——母亲因某种原因不能哺喂婴儿，而采用其他代乳品代替母乳喂养的方法，称为人工喂养。

三、填空题

1. 蛋白质、脂肪、碳水化合物

2. 基础代谢、食物的特殊动力作用、生长发育、活动、排泄损失

3. 母乳喂养、部分母乳喂养、人工喂养，母乳喂养

4. 稀释、加糖、煮沸

5. 由少到多、由稀到稠、由细到粗、由一种到多种

四、简答题和问答题

1. 试述母乳喂养的优点。

答：（1）营养丰富易消化吸收；（2）增进婴儿免疫力；（3）促进母婴情感交流；（4）哺喂简便；（5）有利于母亲康复。

2. 简述辅食添加的目的及原则。

答：添加辅食的目的：（1）补充母乳及牛乳中营养素的不足；（2）为断乳做好准备。

添加辅食的原则：应遵循由少到多、由稀到稠、由细到粗、由一种到多种，循序渐进，患病期间暂不添加新的辅食。

3. 3 个月婴儿，体重 5kg。人工喂养，请问：每日需 8% 糖牛奶多少毫升？除牛奶外需加水多少毫升？

答：每日需 8% 糖牛奶 110ml/kg×5=550ml，每日总液量为 150ml/kg×5=750ml，故除牛奶外需加水 750-550=200ml。

五、病例分析

1. 维生素 A。

2. 血清维生素 A 测定。

第四章　儿童保健与疾病预防

一、选择题

1.A　2.C　3.B　4.C　5.B　6.B　7.C　8.D　9.A　10.B　11.E　12.A　13.A　14.B　15.C

二、名词解释

1. 疫苗——将病毒或立克次体接种于动物或组织培养，经处理后形成。

2. 菌苗——用细菌菌体或多糖体制成，分为死菌苗和减毒活菌苗。

3. 主动免疫——是指给易感者接种特异性抗原，刺激机体产生特异性抗体，从而产生主动免疫力。

三、填空题

1. 卡介苗、脊髓灰质炎疫苗、麻疹疫苗、百白破疫苗、乙肝疫苗

2. 结核病、脊髓灰质炎、麻疹、百日咳、白喉、破伤风、乙型肝炎

3. 菌苗、疫苗、类毒素

4. 特异性免疫性血清、丙种球蛋白、胎盘球蛋白

四、简答题和问答题

简述小儿预防接种的注意事项。

答：专业人员接种；环境准备；心理准备；严格执行免疫程序；严格执行查对制度和无菌操作原则；及时记录和预约；严格掌握禁忌证。

第五章   住院患儿的护理

一、选择题

1. B   2. C   3. C   4. D   5. E   6. D   7. B   8. D   9. B   10. B   11. D   12. C   13. C
14. E   15. E   16. E

二、名词解释

1. 预诊室——一般设在医院内大门口最近处或儿科门诊的入口处，预诊的目的是及时发现和隔离传染病患儿，及时发现危重患儿，协助患儿家长选择就诊科别。

2. 沟通——是人与人之间信息交流的过程，它可以通过语言、表情、手势等方式来进行。

三、填空题

1. 儿童医院、妇幼保健院、综合医院儿科

2. 人、医疗技术、药品、仪器设备、时间

3. 环境管理、生活管理、安全管理、预防感染

4. 迎接新患儿进行入院、护理评估、清洁护理、环境介绍

5. 清洁卫生护理、饮食护理、给药护理、基础护理、病室消毒护理、特殊护理

6. 反抗、失望、否认

7. 口服法、注射法、外用法，口服法

第六章　儿科常用护理技术

一、选择题

1. E　2. D　3. D　4. E　5. E　6. D　7. E　8. C　9. E　10. E　11. C　12. A　13. D

14. A　15. B　16. D　17. C　18. E　19. B　20. C　21. B

二、名词解释

1. 尿布性皮炎——婴儿臀部皮肤薄嫩，受潮湿、大小便等刺激而致潮红、皮疹，甚至溃破、脱皮等。

2. 光照疗法——是一种通过荧光照射治疗新生儿高胆红素血症的辅助疗法。主要作用是使血清中未结合（间接）胆红素氧化分解为水溶性异构体，易从胆汁和尿液中排出，主要适用于各种原因引起的高未结合胆红素血症。

三、填空题

1. 3、2、4

2. 出生体重 <2000、新生儿低体温

3. 各种原因引起的高未结合胆红素血症

4. 额上静脉、颞浅静脉、耳后静脉

5. 局部皮肤出现潮红

6. 171μmol/L（10mg/dl）

四、病例分析

1. 湿化器水槽加水至 2/3，预热暖箱至 30℃，使相对湿度达到 55%～65%。

2. ①患儿体重达 2000g 或以上，体温正常；②在室温 24～26℃的情况下，患儿在不加热的暖箱内能保持正常体温；③患儿在暖箱内生活了 1 个月以上，体重虽不到 2000g，一般情况良好。

第七章　新生儿及患病新生儿的护理

一、选择题

1. E　2. C　3. A　4. C　5. E　6. D　7. B　8. A　9. A　10. D　12. D　13. A　14. B

15. C　16. B　17. E　18. B　19. B　20. A　21. B　22. B　23. A　24. C　25. E　26. D

27. A　28. A　29. D　30. A　31. C　32. C　33. E　34. B　35. A　36. D　37. E　38. B
39. D　40. A　41. C　42. B　43. E　44. C　45. B

二、名词解释

1. 早产儿——是指胎龄满 28 周至未满 37 周的新生儿。

2. 高危儿——指已经发生或可能发生危重情况而需要监护或救治的新生儿。

3. 生理性黄疸——足月儿在出生后 2～3d 出现黄疸，4～5d 达高峰，7～14d 自然消退，血清胆红素小于 205μmol/L，一般情况良好。早产儿较足月儿出现早，持续时间长，达 3～4 周，血清胆红素小于 257μmol/L。

4. 新生儿窒息——指由于产前、产时或产后的各种病因，使胎儿缺氧而发生宫内窘迫或娩出过程中发生呼吸、循环障碍，导致生后 1min 内无自主呼吸或未能建立规律呼吸，以低氧血症、高碳酸血症和酸中毒为主要病理生理改变的疾病。

5. 新生儿败血症——是指病原菌侵入新生儿血液循环，并在其中生长、繁殖、产生毒素而引起的全身感染性疾病。

6. 新生儿寒冷损伤综合征——亦称新生儿硬肿症，是由于寒冷和多种疾病所致，主要表现为低体温和皮肤硬肿，重症可发生多器官功能损害。

三、填空题

1. 足月儿、早产儿、过期产儿

2. 觅食反射、吸吮反射、握持反射、拥抱反射

3. 4～7分，0～3分

四、简答题和问答题

1. 简述 Apgar 评分标准包括的体征。

答：Apgar 评分包括以下五项体征：皮肤颜色、心率、弹足底或插鼻管反应、肌张力、呼吸。

2. 简述新生儿窒息时的复苏步骤。

答：新生儿窒息时的复苏步骤是：A. 通畅气道；B. 建立呼吸；C. 恢复循环；D. 药物治疗；E. 评价。

3. 对新生儿寒冷损伤综合征患儿如何复温？

答：复温是护理新生儿寒冷损伤综合征患儿的关键。遵循循序渐进、逐步复温的原则。

（1）对肛温在 30～34℃，肛－腋温差为正值的患儿，可置于 30℃的暖箱中，根据患儿体温恢复情况调节暖箱温度在 30～34℃范围内，使患儿 6～12h 恢复正常体温。

（2）对肛温小于 30℃，肛－腋温差为负值的患儿，应采取的复温方法是先将患儿置于比

其体温高 1～2℃的暖箱中，以后每小时提高暖箱温度 0.5～1℃，最高不超过 34℃，使患儿体温于 12～24h 恢复正常。

五、病案分析题

1. 答：（1）该患儿属于病理性黄疸，可能的临床诊断是新生儿溶血症。（2）护理措施：密切观察病情，预防胆红素脑病的发生；减轻心脑负担，防止发生心衰；健康教育。

2. 答：（1）导致该患儿新生儿败血症的主要病因是脐炎。（2）护理诊断：①体温调节无效；②皮肤完整性受损；③营养失调：低于机体需要量；④潜在并发症。护理措施：①控制感染：清除局部感染病灶，促进皮肤早日愈合；遵医嘱静脉输入有效抗生素；②维持体温稳定；③保证营养供给；④密切观察病情，预防并发症；⑤健康教育

第八章　营养性疾病患儿的护理

一、选择题

1.D　2.E　3.E　4.C　5.E　6.E　7.D　8.E　9.E　10.C　11.A　12.E　13.C　14.B　15.C　16.C　17.E　18.E　19.C　20.D　21.C　22.E　23.B　24.B　25.D

二、名词解释

1. 营养不良——是指因缺乏热量和（或）蛋白质引起的一种营养缺乏症。

2. 小儿肥胖——体重超过同性别、同年龄、同身高（长）小儿正常标准的 20% 以上者。

三、填空题

1. 腹部

2. 初期、激期、恢复期、后遗症期

3. 400IU

4. 0.4～0.8，小于 0.4

四、病例分析

1. 临床诊断：中度营养不良；饮食调整：①给予高蛋白、高能量、高维生素饮食；②遵循由少到多、由稀到稠、循序渐进、逐渐增加原则；③能量供给从 167～250kJ/kg（40～60kcal/kg）开始，可逐渐增加到每日 500～727kJ/kg（120～170kcal/kg）。待体重恢复，供给生理需要量。

2. 自发性低血糖；立即缓慢静脉推注 25%～50% 葡萄糖液。

第九章　消化系统疾病患儿的护理

一、选择题

1. E　2. E　3. A　4. C　5. D　6. C　7. C　8. A　9. A　10. E　11. B　12. B　13. C　14. E
15. D　16. E　17. D　18. B　19. D　20. A　21. C　22. D　23. A　24. D　25. D　26. C
27. B　28. B　29. D　30. C　31. A　32. B　33. A　34. B　35. C　36. D　37. B　38. C

二、名词解释

1. 鹅口疮——又称雪口病，为白色念珠菌感染所致。多见于新生儿、营养不良、腹泻、长期应用广谱抗生素或激素的患儿。临床特征是在口腔黏膜上出现白色乳凝块样物质，不易拭去，患处不痛、不流涎。一般无全身症状。

2. 低渗性脱水——血清钠 <130mmol/L，电解质的丢失多于水分的丢失，常见于病程较长、营养不良和重度脱水者。

3. 生理性腹泻——多见于出生 6 个月以内的婴儿，外观虚胖，常有湿疹。出生后不久即出现腹泻，但除大便次数增多外，无其他症状，不影响生长发育，精神、食欲及体重增长良好。添加辅食后，大便即逐渐转为正常。

4. 口服补液盐——是世界卫生组织推荐的用于治疗急性腹泻合并脱水的一种口服溶液，其配方为：氯化钠 3.5g，碳酸氢钠 2.5g，氯化钾 1.5g，葡萄糖 20.0g，临用前用温开水 1000ml 溶解，其张力为 2/3 张，含钾浓度为 0.15%。

三、填空题

1. 轮状病毒，大肠埃希菌

2. 病程 2 周以内，病程 2 周～2 个月，病程 2 个月以上

3. 轻度，中度，重度

4. 累积损伤量，继续损失量，生理需要量

5. 定量，定性，定速；先快后慢，先浓后淡，先盐后糖

四、简答题和问答题

1. 试述小儿静脉补钾的原则？

答：静脉补钾的原则：（1）遵循见尿补钾，或治疗前 6h 排过尿即可予以补钾；（2）绝对不可直接静脉推注，以免发生高血钾症而引起心跳骤停导致死亡；（3）总量不能多，浓度不能高，速度不能快，每日补钾总量为 200～300mg/kg，静脉滴注时钾的浓度不高于 0.3%，静脉滴注时间不少于 8h；（4）细胞内钾浓度恢复正常需要一定的时间，故治疗低钾血症须持续 4～6d，严重者时间要更长；（5）在治疗过程中如病情好转，可由静脉滴注改为口服，当饮

食恢复到正常的一半时，可停止补钾。

2.轮状病毒肠炎的临床特征有哪些？

答：（1）多发生在秋、冬季；（2）常见于6个月至2岁小儿；（3）起病急，常伴发热和上呼吸道感染等症状；（4）先吐后泻；（5）大便次数多、量多，呈黄色水样或蛋花汤样，无腥臭，易出现水、电解质和酸碱平衡紊乱。

五、病案分析题

答：1.重度等渗性脱水。

2.护理诊断：体液不足，营养失调，有皮肤完整性受损的危险。

3.该患儿为重度脱水伴循环衰竭，应迅速扩容，输入2∶1等张液160ml，在30～60min内输入，其余的累积损失量，相当于补液总量的一半减去扩容用去的160ml，为440ml（150×8÷2-160=440），在8～12h内输完，选择1/2张含钠液，总量的另外一半600ml，在12～16h内输入。如需补钾，在300ml 5%葡萄糖溶液中最多可以加入9ml 10%氯化钾。

第十章　呼吸系统疾病患儿的护理

一、选择题

1.D　2.B　3.C　4.A　5.C　6.E　7.C　8.D　9.D　10.C　11.C　12.B　13.D
14.E　15.C　16.E　17.A　18.C　19.D　20.E　21.C　22.A　23.B　24.C
25.E　26.D　27.D　28.E　29.E　30.C　31.D　32.E　33.B　34.C　35.B

二、名词解释

1.咽结合膜热——由腺病毒引起，主要临床表现有发热、咽炎、眼结膜炎。

2.支气管肺炎——是指不同病原体或其他因素所致的肺部炎症。

三、填空题

1.宽、短、直，水平位，中耳炎

2.轻，局部症状，重，全身症状

3.发热、咳嗽、呼吸困难、肺部闻及固定的中细湿啰音

4.支气管肺炎

5.阵发性、痉挛性咳嗽，及时吸出异物

四、病例分析

1.支气管肺炎。

2. ①体温过高；②气体交换受损；③清理呼吸道无效；④潜在并发症：心力衰竭、中毒性脑病、中毒性肠麻痹、脓胸等。

3. ①降低体温；②改善呼吸功能；③保持呼吸道通畅；④密切观察病情，防治并发症；⑤健康教育。

4. 肺水肿；吸入 20%～30% 乙醇湿化氧气，每次吸入时间不宜超过 20min。

第十一章　循环系统疾病患儿的护理

一、选择题

1. B　2. E　3. C　4. E　5. E　6. E　7. E　8. E　9. D　10. B　11. D　12. B　13. D　14. D
15. A　16. B　17. D　18. D　19. C　20. A　21. D　22. A　23. B　24. C　25. D

二、名词解释

1. 先天性心脏病——是胎儿时期心脏血管发育异常而导致的心血管畸形，为小儿最常见的心脏病。

2. 艾森曼格综合征——是一组先天性心脏病发展的后果。房、室间隔缺损、动脉导管未闭等先天性心脏病，可由原来的左向右分流，由于进行性肺动脉高压发展至器质性肺动脉阻塞性病变，出现右向左分流，皮肤粘膜从无青紫发展至有青紫时，既称为艾森曼格综合征。

三、填空题

1. 房间隔缺损、室间隔缺损、动脉导管未闭

2. 差异

3. 肺动脉狭窄、室间隔缺损、主动脉骑跨、右心室肥厚，肺动脉狭窄，右向左分流

四、病例分析

1. 房间隔缺损。

2. 呼吸道感染、充血性心力衰竭、亚急性细菌性心内膜炎。

3. ①活动无耐力；②生长发育迟缓；③潜在并发症：呼吸道感染、心衰等；④焦虑。

第十二章　造血系统疾病患儿的护理

一、选择题

1. D　2. A　3. E　4. A　5. B　6. C　7. E　8. A　9. D　10. B　11. C　12. C

二、名词解释

1. 骨髓外造血——婴幼儿期当发生严重感染或贫血等造血需要增加时，肝、脾、淋巴结

可恢复到胎儿时期的造血状态，出现肝、脾、淋巴结肿大，外周血中可见有核红细胞或（和）幼稚中性粒细胞，是小儿造血器官的一种特殊反应，称为"骨髓外造血"。

2. 生理性贫血——婴儿至 $2\sim3$ 个月时红细胞数降至 $3.0\times10^{12}/L$，血红蛋白量降至 100g/L 左右，出现轻度贫血，称为"生理性贫血"。

3. 营养性缺铁性贫血——由于体内铁缺乏导致血红蛋白合成减少而引起的一种小细胞低色素性贫血。

4. 营养性巨幼红细胞性贫血——由于缺乏维生素 B_{12} 或（和）叶酸而引起的一种大细胞性贫血。

三、填空题

1. 中胚叶造血期、肝脾造血期、骨髓造血期

2. $4\sim6d$、$4\sim6$ 岁

3. 铁摄入不足

四、病例分析

1. 营养性缺铁性贫血。

2. 营养失调：低于机体需要量。

3. 最主要的护理措施：遵医嘱正确应用铁剂。

应用铁剂的注意事项：①主张用二价铁口服（如硫酸亚铁、富马酸亚铁），以利吸收；②应从小剂量开始，逐渐增加至全量，并在两餐之间服用，以减少对胃肠道的刺激；③主张与稀盐酸合剂、维生素C、果汁等同服，有利于吸收；④不宜与牛奶、茶水、钙片、咖啡等同服，以免影响铁的吸收；⑤液体铁剂会使牙齿染黑，可用吸管或滴管服用，并及时漱口以减轻着色；服用铁剂后，大便会变黑或呈柏油样，停药后恢复，应向患儿家长解释，消除紧张心理；⑥注射铁剂（如右旋糖酐铁）应深部肌内注射，以防药液漏入皮下组织使皮肤着色、局部疼痛及坏死；每次更换注射部位，以减少局部刺激，并注意观察有无过敏等不良反应；⑦铁剂应用至 Hb 恢复正常后 2 个月左右，以增加铁的储存。

第十三章　泌尿系统疾病患儿的护理

一、选择题

1. D　2. A　3. A　4. B　5. D　6. E　7. C　8. D　9. A　10. D　11. D　12. B　13. C

14. B　15. E　16. C　17. B　18. C　19. C　20. C　21. E　22. E　23. E　24. C

25. A　26. A　27. C　28. D　29. E　30. E　31. E　32. A　33. B　34. C　35. E

36. B　37. C　38. C　39. B　40. D　41. A　42. C　43. C　44. A　45. D　46. C

47. B　48. A　49. A　50. D　51. B　52. A

二、名词解释

1.急性肾小球肾炎——简称急性肾炎，一组不同病因所致的感染后免疫反应引起的急性弥漫性肾小球病变。

2.肾病综合征——由于肾小球滤过膜对血浆蛋白的通透性增高，导致大量白蛋白自尿中丢失引起一系列病理生理改变的临床综合征。

三、填空题

1.少尿、血尿、水肿、高血压

2.大量蛋白尿、低蛋白血症、水肿、高胆固醇血症，大量蛋白尿

3.<400ml/d，<300ml/d，<200ml/d，<50ml

四、简答题和问答题

1.急性肾小球肾炎的主要护理诊断有哪些？

答：（1）体液过多与肾小球滤过率下降有关

（2）活动无耐力与水肿、血压升高有关

（3）潜在并发症：高血压脑病、严重循环充血、急性肾衰竭等

2.如何对急性肾小球肾炎患儿的家长做饮食指导？

答：水肿、高血压时应限制盐和水的摄入；给予高糖、高维生素、适量脂肪的低盐饮食，每日食盐量1～2g。有氮质血症时，应限制蛋白质的摄入及含钾食物的摄入，并给予优质动物蛋白；水肿消退、血压正常后即可恢复正常饮食。

五、病案分析题

1.答：该患儿可能患急性肾小球肾炎。一般应卧床休息2周；待水肿消退、血压降至正常、肉眼血尿消失，可下床轻微活动；病后2～3个月若离心尿每高倍视野红细胞在10个以下，血沉正常可上学，仍需避免体育活动；Addis计数正常后恢复正常生活。

2.答：该患儿可能患肾病综合征。

（1）保持皮肤清洁、干燥，及时更换内衣

（2）被褥松软，经常翻身

（3）腋窝及腹股沟等处，每天擦洗1～2次，并保持干燥，预防感染

（4）臀部和四肢水肿严重时，可垫橡皮气垫或棉圈，或用气垫床

（5）囊水肿时应用棉垫或吊带托起，皮肤破裂处覆盖消毒敷料，预防感染

（6）应尽量避免肌肉注射。

第十四章　神经系统疾病患儿的护理

一、选择题

1.B　2.C　3.B　4.A　5.A　6.B　7.C　8.E　9.B　10.C　11.A　12.D　13.B

14.E　15.D　16.C　17.D　18.C　19.A　20.A　21.A　22.E

二、名词解释

1.化脓性脑膜炎——系由各种化脓菌感染引起的脑膜炎症。

三、填空题

1.硬脑膜下积液、脑室管膜炎、抗利尿激素异常分泌综合征、脑积水，硬脑膜下积液

2.颈强直、凯尔尼格征、布鲁津斯基征

3.发热、惊厥、意识障碍、颅内压增高、脑膜刺激征、脑脊液脓性改变

4.脑膜炎双球菌、肺炎链球菌、流感嗜血杆菌，血流感染

5.4～5，4，3～4。

6.脓性，增多，中性粒；增多，降低，降低

四、简答题和问答题

1.试述化脓性脑膜炎脑脊液的典型改变。

答：外观浑浊似米汤样，压力增高，白细胞数增高，蛋白增高，糖和氯化物降低。

2.试述化脓性脑膜炎患儿颅内高压的临床表现有哪些？并发脑疝时的临床表现有哪些？

答：若患儿出现意识障碍、频繁呕吐、剧烈头痛、前囟膨隆或紧张、四肢肌张力增高等提示颅内高压；或患儿瞳孔忽大忽小或两侧不等大、对光反应迟钝或消失、血压升高等提示可能并发了脑疝。

五、病案分析题

1.答：患儿可能患有化脓性脑膜炎。应进一步检查：①头颅CT；②生化全项；③血培养。④脑电图。脑脊液一般外观浑浊似米汤样，压力增高，白细胞数增高，蛋白增高，糖和氯化物降低。治疗计划：降颅压；维持正常生命体征；控制惊厥；治疗脑水肿。

第十五章　传染病患儿的护理

一、选择题

1.A　2.E　3.E　4.C　5.A　6.B　7.D　8.B　9.C　10.A　11.B　12.E　13.C　14.A

15.B　16.E　17.E　18.B　19.A　20.D　21.C　22.D　23.A　24.E　25.C　26.E

27. B   28. C   29. D   30. A   31. C   32. C   33. C   34. E   35. C   36. C   37. B   38. A

39. D   40. B   41. E   42. C   43. D   44. B   45. C   46. A   47. E   48. D   49. E   50. A

51. B   52. C   53. B   54. A   55. B   56. E   57. E   58. B   59. D

二、名词解释

1. 柯氏斑（Koplik spots）：为麻疹前驱期特异性体征。表现为下臼齿相对应的颊黏膜上出现的直径 0.5 ～ 1mm 大小的白色斑点，周围有红晕，出疹前 1 ～ 2d 出现，出疹后 1 ～ 2d 迅速消失。

2. 肺原发综合征：是结核杆菌初次侵入肺部后发生的原发感染，由肺原发病灶、局部淋巴结病变和两者相连的淋巴管炎组成。

三、填空题

1. 鼠疫、霍乱

2. 传染性非典型肺炎、肺炭疽、禽流感

3. 潜伏期、前驱期、出疹期、恢复期

4. 腮腺肿大

5. 肺原发病灶、局部淋巴结病变、两者相连的淋巴管炎

6. 异烟肼、利福平、链霉素、吡嗪酰胺

四、简答题

1. 猩红热患儿具体护理措施有哪些？

答：①维持正常体温：急性期绝对卧床休息，高热时给予物理或药物降温，忌用冷水或乙醇擦浴。多饮水，予营养丰富、富含维生素且易消化的流质、半流质饮食；②药物治疗：遵医嘱尽早使用青霉素抗感染；③保持皮肤、黏膜完整性：保持口腔清洁。避免干硬、辛辣的食物。勤换内衣，温水洗浴。脱皮时可涂凡士林或液体石蜡，有大片脱皮时可用消毒剪剪掉，忌用手强行撕脱，以免撕破出血，引起感染；④密切观察病情：观察尿量、尿色、血压情况，警惕急性肾炎发生。观察有无关节肿痛等风湿热等迹象；⑤预防感染传播：控制感染源，隔离患儿至症状消失后 1 周，咽拭子培养连续 3 次阴性。切断传播途径，室内通风换气或用紫外线照射消毒，被患儿分泌物污染的物品采用消毒液浸泡、擦拭、蒸煮或日光曝晒。保护易感人群，没切接触的易感儿童隔离观察 7d。

2. 简述结核菌素试验的临床意义。

答：阳性反应：①接种卡介苗后；②年长儿无明显临床症状仅呈一般阳性反应，表示曾感染过结核杆菌；③ 3 岁以下尤其是 1 岁以内未接种过卡介苗者，中度阳性反应多表示体内有新的结核病灶，年龄越小，活动性结核可能性越大；④强阳性和极强阳性反应者，表示体

内有活动性结核病；⑤由阴性转为阳性，或反应强度从原直径 <10mm 增至 >10mm，且增幅 >6mm，表示新近有感染。

阴性反应：①未感染过结核；②结核变态反应初期（初次感染后 4～8 周内）；③机体免疫功能低下或受抑制呈假阴性反应，如重症结核病、急性传染病（麻疹、水痘、百日咳等）、体质极度衰弱者（重度营养不良、重度脱水、重度水肿等）、原发或继发免疫缺陷病、应用糖皮质激素或免疫抑制剂治疗时；④技术误差或结核菌素无效。

第十六章　急症患儿的护理

一、选择题

1.A　2.E　3.B　4.E　5.D　6.B　7.A　8.B　9.A　10.E　11.B　12.C　13.C　14.B 15.D　16.C　17.C　18.C　19.B　20.B　21.E　22.B　23.E　24.B　25.D　26.A 27.E　28.B

二、名词解释

1. 惊厥持续状态——惊厥发作持续时间超过 30min 或 2 次发作间歇期意识不能恢复者。

2. 充血性心力衰竭——是指心脏泵血功能下降，使心排血量不能满足全身组织代谢的需要，组织器官血液灌注不足，同时出现肺循环和（或）体循环淤血的一种临床综合征。

3. 急性颅内压增高——是指颅内容物即脑组织、脑脊液及血液中任何一种成分增加所导致的一种临床综合征，重者迅速发展成脑疝而危及生命。

三、填空题

1. 脑组织，迅速止惊

2. 180，160

3. 中枢性，周围性，呼吸中枢病变，呼吸器官及呼吸肌病变，机体缺氧、二氧化碳潴留和呼吸性酸中毒

4. 肺循环淤血，体循环淤血

5. 1ml，测脉搏，慢，监测心率和心律

四、病例分析

1.（1）急性上呼吸道感染并高热惊厥。

（2）首优的护理问题：有窒息的危险。对应的护理措施：①控制惊厥，防止窒息，惊厥发作时应就地抢救；②遵医嘱应用止惊药物如地西泮、苯巴比妥等，针刺人中，合谷等穴位；③协助医生尽快确定原因；④保持安静，禁止一切不必要的刺激。

（3）①向患儿家长介绍惊厥的基本护理知识；②宣讲惊厥的预防及急救处理措施，说明

惊厥发作时要就地抢救，保持安静，针刺或指压人中穴，指导如何防止外伤。

2.（1）支气管肺炎合并心力衰竭。

（2）首优的护理问题：心输出量减少。对应的护理措施是：①保持安静，减少刺激，卧床休息（取半卧位）；②限制水、钠摄入量，控制输液速度；③少量多餐，防止过饱，并保持大便通畅；④遵医嘱应用洋地黄制剂、利尿剂及血管扩张剂。

（3）①使用前就详细询问近期内是否用过洋地黄制剂以及方法、用量；②新生儿、早产儿、心肌炎等患儿对洋地黄较敏感，易发生中毒，剂量也应偏小；③严格按照剂量服药，静脉用药时用 1ml 注射器抽取药液；④每次给药前应测量脉搏和心率，新生儿 <100 次 /min，婴幼儿 <80 次 /min，年长儿 <60 次 /mm 应停止用药；⑤密切观察中毒反应：如心脏反应、消化道反应、神经系统反应，一旦出现应及时报告医生，并立即停用洋地黄制剂及排钾利尿剂，及时补钾；⑥用药期间应多进食含钾丰富食物，而钙对洋地黄有协同作用，应避免使用。

第十七章　结缔组织疾病患儿的护理

一、选择题

1.E　2.B　3.A　4.B　5.A　6.D　7.C　8.A　9.A　10.A　11.E　12.A　13.B　14.E

二、名词解释

风湿热——是一种与 A 组乙型溶血性链球菌感染密切相关的免疫炎性疾病，主要表现为发热、心脏炎、游走性关节炎、舞蹈病、环形红斑和皮下小结，常反复发作。

二、填空题

1.心肌炎心内膜炎心包炎

2.阿司匹林泼尼松

四、病例分析

1.①心输出量减少；②疼痛；③体温过高；④焦虑。

2.①绝对卧床休息 4 周，心肌炎加重时 6～12 周，至急性症状完全消失、血沉接近正常时方可下床活动；②若发生心力衰竭需待心功能恢复后再卧床 3～4 周；③活动量依据心率、心音、呼吸、有无疲劳而调节。

3.首选泼尼松，总疗程 8～12 周；泼尼松可引起满月脸、肥胖、消化道溃疡、肾上腺皮质功能不全、精神症状、血压增高、电解质紊乱、抑制免疫等副作用。

4.防止链球菌感染是预防复发的关键，首选苄星青霉素 120 万 U/ 月肌注，该患儿最好作终身药物预防，青霉素过敏者可改用红霉素等药物。